Franz Wagner · Reflexzonenmassage

Franz Wagner

Reflexzonenmassage

Handbuch zur Therapie und Selbsthilfe

Unter Mitarbeit von
Masseur Hans Schwarz

Mit einem Vorwort von
Prim. Dr. Helmut Kern

Illustrationen:
Atelier Auberg, Dipl.-Grafiker Horst Linhart, Linz

VERITAS-VERLAG   LINZ — WIEN

Die Verfasser dieses Buches halten regelmäßig Informationsseminare bzw. Einführungs- und Aufbaukurse über Reflexzonenmassage an Fuß und Hand sowie über Metamorphose- arbeit.
Wenn Sie Interesse haben, fordern Sie bitte das Kursprogramm beim Verlag an: Veritas- Verlag, Harrachstraße 5, A-4010 Linz, Tel. (0 73 2) 27 64 51 - 280.

Der Autor dankt Frau Helga Gasthuber für die sorgfältige Abfassung des Manuskriptes.

CIP-Kurztitelaufnahme der Deutschen Bibliothek

Wagner, Franz:
Reflexzonenmassage: Handbuch zur Therapie u. Selbsthilfe / Franz Wagner. Unter Mitarb. von Hans Schwarz. Mit e. Vorw. von Helmut Kern. — 1. Aufl. — Linz; Wien: Veritas-Verlag, 1984.

ISBN 3-85329-452-9

Gedruckt in Österreich; 1. Auflage/84
Druck: OÖ. Landesverlag Ges.m.b.H. Linz
Umschlaggestaltung: Anton Hauser
Fotos: Franz Wagner

ISBN 3-85329-452-9

Für Vera Lisa, die mich am Geheimnis des Lebens teilhaben läßt.

F. W.

Dreißig Speichen treffen die Nabe/
die Leere dazwischen macht das Rad.
Lehm formt der Töpfer zu Gefäßen/
die Leere darinnen macht das Gefäß.

Fenster und Türen bricht man in Mauern/
die Leere damitten macht die Behausung.
Das Sichtbare bildet die Form eines Werkes.
Das Nicht-Sichtbare macht seinen Wert aus.

(Laotse: *Tao-te-king*, XI)

Inhalt

VORWORT 9

EINFÜHRUNG 13

ALLGEMEINES 18

Der ganzheitliche Ansatz natürlicher Heilmethoden und
die Reflexzonenmassage 18
Grundsätze der Naturheilkunde 21
Medizin als Denksystem 23
Gesundheit und Krankheit 25

GESCHICHTE UND WIRKUNG 30

Zur Geschichte der Reflexzonentherapie 30
Die Zonentherapie nach Dr. Fitzgerald 31
Verbreitung und Wirkungserklärungen 33
Neuere Entwicklungen 36

ZONENEINTEILUNG 38

Die Zoneneinteilung des Körpers 38
Die Bedeutung der „Zone" 46
Fußpaar und Körperbild 47

GRUNDSÄTZLICHES ZUR REFLEXZONENMASSAGE 49

Die Einstellung des Behandlers 49
Die Lage des Behandelten 50
Der Massagegriff 51
Der Behandlungsbeginn 55
Die „Sprache" des Fußes 58
Subjektives Erleben / objektive Wirkung 63
Reaktionen auf seiten des Behandlers 66

Maßnahmen bei heftigen Reaktionen 67
Alter der Behandelten 68
Anzahl der Massagen / Behandlungsdauer 69
Eigenbehandlung und technische Hilfsmittel 70
Kontraindikationen 72
Zusammenfassung 73

REFLEXZONEN DES FUSSES 76

Voraussetzungen 76
Die organischen Reflexzonen 78
Systematische Darstellung der Reflexzonen 79
Die Zonen des Bewegungsapparates 80
Die Zonen des Kopfes 93
Die Zonen der Atmungsorgane 99
Die Zonen der Verdauungsorgane 108
Die Zone des Herzens 121
Die Zonen der harnableitenden Organe 124
Die Zonen der lymphatischen Organe 129
Die Zonen der innersekretorischen Drüsen 136

REFLEXZONEN DER HAND 143

BEHANDLUNGSABLAUF (MIT THERAPEUTISCHEN
HINWEISEN) 151

BEISPIELE AUS DER PRAXIS 164

REFLEXZONENMASSAGE IN FRAGE UND ANTWORT 167

ANHANG 172

Richtungs- und Lagebezeichnungen 172
Personen- und Sachregister 173
Literatur 176
Bildteil 177

Vorwort

Reflexzonenmassage am Fuß: Paramedizinisches Handeln oder therapeutische Ergänzung?

Wenn vom Autor dieses Buches die „Ganzheitlichkeit des Menschen" in den Vordergrund gestellt wird, dann geschieht dies mit gutem Grund und mit Recht.

Als engagiertem Arzt ist mir diese Betrachtungsweise bzw. der ganze Mensch mit all seinen Sorgen und Nöten, Freuden und Erfolgen, kleinen und großen „Wehwehchen" immer oberstes Gebot. Das Engagement für den Menschen, für die Patienten muß im Vordergrund stehen. Die Voraussetzung dafür ist die Vertrauensbasis zwischen Patient und Therapeut. Wenn diese Basis gerade in der heutigen Zeit von verschiedenen Seiten, nicht immer zum Wohle des Patienten, oft sehr willkürlich, autokratisch und bewußt untergraben wird, so ist sie gerade im Spannungsfeld der modernen Umwelt umso wichtiger.

Achtung, Wärme, Rücksichtnahme (Tausch) sind Grundbedingungen für die Patient-Therapeut-Beziehung. Nur auf diesen Grundfesten ist ein offenes Verstehen des anderen Menschen als Ganzheit möglich. Daraus entstehen dann die therapeutischen Richtlinien und Lenkungen durch den Behandelnden, die kein autokratisch dirigierendes Lenken sein sollen, sondern ein einfühlendes Eingehen und persönlich-individuelles Behandeln.

Gerade um diese Grundlage müssen heute Ärzte, Therapeuten und Patienten besonders bemüht sein; sie muß immer wieder neu aufgebaut und gefestigt werden.

Darin liegt — oft etwas verborgen — der Unterschied zwischen publicitysuchenden Wunderheilern und engagierten Helfern des Patienten bzw. Mitmenschen.

Aber auch der Patient selbst darf nicht nur passiver Empfänger sein, sondern muß im Rahmen der Therapie auch aktiv den Heilungsprozeß suchen und fördern.

Die Eigenverantwortlichkeit des mündigen Patienten darf durch nichts — und schon gar nicht von ihm selbst aus — in Frage gestellt werden. Sie muß Gegenstand jedes ersten Kontaktgespräches von Patient zu Therapeut sein.

Die Reflexzonenmassage am Fuß ist eine aus der Empirie entstandene, ganzheitlich orientierte Behandlungsmethode, in deren Mittelpunkt der *kranke Mensch* und nicht sosehr die einzelnen *Krankheitssymptome* stehen. Sie ist eine hervorragende Ergänzung zu den therapeutischen Möglichkeiten, wenn das Individuum mit seiner Umwelt Ziel der Therapie ist. Dadurch erklärt sich ein Unterschied zwischen Fußreflexzonenmassage und Medizin. Die Fußreflexzonenmassage stellt keine Alternative zur Schulmedizin, sondern eine therapeutische Erweiterung der Schulmedizin dar.

Diese Therapieform, bei der der menschliche Körper als leib-seelische Ganzheit zu sehen ist, stellt dadurch große Ansprüche an die Erfahrung, die Übung, das Einfühlungsvermögen des Therapeuten. Dieser muß lernen, die Informationen, die von seinem Patienten kommen, zu hören, zu sehen, zu fühlen, zu ertasten und aufgrund seiner Erfahrung zu werten. Durch die Fußreflexzonenbehandlung kann keine Diagnose gestellt werden, es kann jedoch aus einer belastenden Zone der Hinweis auf eine vorübergehende Überbeanspruchung, eine funktionelle Fehlregulation oder einen festen organischen Schaden abgeleitet werden.

Eine Zusammenarbeit zwischen dem Therapeuten und dem Mediziner ist in vielen Fällen dringend erforderlich. Eine offene Zusammenarbeit, unter Beachtung der Grenzen der Methode, ist eine Voraussetzung für eine erfolgreiche Behandlung zum Wohle des Patienten. Der Gesamttherapieplan des Arztes kann durch diese Behandlungsmethode oft hervorragend ergänzt werden.

Die Zielsetzung der Fußreflexzonenbehandlung als einer ganzheitlich orientierten Therapieform, die ständig bemüht ist, den Menschen als Ganzheit zu betrachten, erklärt auch die Schwierigkeiten, warum es bisher nicht gelungen ist, mit naturwissenschaftlich-diagnostischen Methoden die Auswirkungen dieser Therapieform zu objektivieren bzw. statistisch signifikant zu belegen. Es gibt bisher einige *Erklärungsversuche* über die Wirksamkeit der Methode. Ich will hier keine dieser Hypothesen diskutieren oder werten, sondern ich will klar und deutlich aufzeigen, daß das Haupttherapiegebiet der Fußreflexzonenmassage die Dysregulation, also die mehr oder weniger große Fehlsteuerung an sich noch nicht pathologisch veränderter körperlicher Funktionen, darstellt. Durch diese

Behandlungsmethode soll die vegetative Dysregulation im weitesten Sinne des Wortes normalisiert werden.

Bei bestehenden organischen Leiden kann durch die Fußreflexzonentherapie eine regulierende und bisweilen heilende Wirkung im Gesamttherapiekonzept ausgelöst werden. Dabei stehen neben den physischen vermehrt die psychischen Probleme des Patienten im Mittelpunkt der Therapie.

Die Fußreflexzonenmassage ist eine Form der bekannten Reflexzonentherapien. Ob bei Akupunktur, Akupressur, klassisch-chinesischer Massage, Akupunktmassage, Bindegewebsmassage, Periostmassage usw.: immer hängt der Behandlungserfolg vom Therapeuten und von seinem Verhältnis zum Patienten ab. Die Grundlage für das therapeutisch erfolgreiche Wirken ist: die eigene Methode und ihre Grenzen zu kennen und die fachlichen Voraussetzungen einwandfrei zu beherrschen.

Eine Wertung der Reflexzonentherapien untereinander wäre demnach nur durch Wertung der Güte des Therapeuten möglich.

Die wichtigsten Fragen, die an die Schulmedizin in diesem Zusammenhang gestellt werden, sind folgende:

Kann sich die Kombination von Fußreflexzonenmassage und Medikamenten schädlich auswirken, wenn man dem Arzt nichts von der Behandlung sagt?

Selbstverständlich, da nicht nur durch dieses Verhalten die Vertrauensbasis untergraben wird, sondern auch durch die Änderung des Körperbewußtseins und der körperlichen Reaktionen die Wirkung verschiedener Medikamente verändert werden kann.

Kann man mit Fußreflexzonenmassage Medikamente ersetzen oder Operationen ersparen?

Notwendige Operationen bleiben dadurch sicherlich kaum erspart. Es ist jedoch möglich, daß durch die Fußreflexzonenmassage und die dadurch bedingte vegetative Umstellung eine Reduktion der Medikamente durch den Arzt zeitweise vorgenommen werden kann oder eine Medikation überhaupt überflüssig wird.

Muß und soll man sich nach einer bestimmten Behandlungszeit einer ärztlichen Kontrolle unterziehen?

Um Fortschritte im Gesamtbehandlungsplan des Patienten zu dokumentieren, sind regelmäßige Kontrollen durch den Arzt wärmstens zu empfehlen.

Die Fußreflexzonenmassage ist also eine Behandlungsmethode, in deren Mittelpunkt der gesamte Mensch steht. Nicht die Heilung bzw. Beseitigung einzelner Krankheitssymptome bzw. Dysregulationen sind Hauptziel der Therapie. Eine intensive und offene Zusammenarbeit zwischen dem Therapeuten und dem Arzt ist zum Wohle des Patienten unbedingt erforderlich.

Nur durch ständiges Bemühen, Einfühlen, Zuwenden, Üben und Weiterbilden des Therapeuten kann diese Methode, unter Berücksichtigung ihrer Grenzen, eine erfolgreiche Therapieform darstellen.

Ich wünsche allen, die sich auf der Grundlage dieser umfassenden therapeutischen Verantwortlichkeit mit der Reflexzonenmassage am Fuß auseinandersetzen, viel Erfolg.

Das genaue Studium des vorliegenden Buches kann zu einer wichtigen Voraussetzung eines solchen Erfolges werden.

Wien, im Herbst 1984   Prim. Dr. Helmut Kern

Einführung

Wozu dieses Buch?

Es gibt viele Gründe, warum Sie sich entschlossen haben, in diesem Buch zu blättern, es zu erwerben oder damit zu arbeiten.

Mag sein, Sie haben von Freunden oder Bekannten einen Hinweis erhalten oder auch selbst mit der Reflexzonenmassage schon Bekanntschaft gemacht oder möchten ganz einfach zunächst mehr darüber erfahren. Oder Sie sind möglicherweise selbst im Gesundheitswesen auf irgendeine Art tätig, die Sie zur Reflexzonenmassage geführt hat. Vielleicht sind Sie unzufrieden mit der Erfahrung, daß trotz ständig steigendem apparativen Aufwand und technischen Erfolgen in der Medizin der eigentliche Mittelpunkt, die „leib-seelische Ganzheit Mensch" Gefahr läuft, in den Hintergrund gedrängt zu werden.

Wenn Sie als Teilnehmer eines Informationsseminars oder eines Einführungskurses dieses Buch in die Hand bekommen, dann wird es nicht allzu lange dauern, und sie werden selbst spüren und mit Ihrem Körper erfahren, welche Möglichkeiten in der Reflexzonenmassage liegen. Lange Zeit wurde die Reflexzonenmassage äußerst kritisch — und nicht selten ablehnend — betrachtet. Heute können wir sagen, die Reflexzonenmassage hat sich aufgrund ihrer großen Erfolge vom Außenseiterdasein befreien können und nimmt im Rahmen ganzheitlich orientierter Therapiekonzepte eine bedeutende und auch von der Schulmedizin weitgehend anerkannte Stellung ein.

Die Reflexzonenmassage ist keine Alternative zur schulmedizinischen Behandlung, das muß ganz klar herausgestrichen werden. Zwar hat ein reflexzonentherapeutischer Einfluß auf das körperliche Geschehen oft eine große selbstregulative Wirkung, doch der größte Nutzen liegt für beide Seiten in der gemeinsamen Zusammenarbeit zum Wohle vieler Menschen. Langjährige Erfahrungen haben uns selbst gezeigt, wie schwer es oft war, einen gemeinsamen Weg zu finden; aber auch, wie beglückend und bereichernd es für beide Seiten dann war, diesen Weg gefunden zu haben. Die einseitige naturwissenschaftliche Orientierung der Schulmedizin versperrt oft den Medizinern selbst den Zugang zur ganzheitlichen Betrachtungsweise des Menschen — aber auch hier gibt es schon in der Diagnose und in der Therapie wertvolle Ansätze. Es existiert eine Vielzahl von Nahtstellen zwischen Reflexzonentherapie (und jedem anderen ganzheitlichen Verfahren) und der traditionellen, institutionalisierten schulmedizinischen Tätigkeit. Die Reflexzonenmassage hat keine ausreichenden organisch-diagnostischen Möglichkeiten; diese sind und bleiben vorwiegend Aufgabe des Mediziners — ergänzende Perspektiven auf der Grundlage der ganzheitlichen Orientierung einzubringen, sind wir aber mit der Reflexzonenmassage durchaus in der Lage. Die immer mehr technologisch ausgerichtete ärztliche Tätigkeit läßt zuwenig Zeit für eine eingehende Auseinandersetzung mit den Problemen und Nöten des Patienten, obwohl gerade die Begegnung Arzt — Patient eine zutiefst menschliche ist und die Aufgabe hat, Schranken abzubauen und ein Vertrauensverhältnis zu schaffen.

Die Reflexzonenmassage wiederum ist von ihrer Konzeption her bei der Anwendung mit einer intensiven persönlichen Zuwendung verbunden — möglicherweise auch mit ein Grund für die oft außergewöhnlichen Heilerfolge. Vielleicht kann es gelingen, durch gemeinsame Anstrengungen einen weiteren Schritt in Richtung verbesserter Gesundheitsbemühungen zu machen. So wertvoll und unterstützend die Reflexzonenmassage als Methode der eigenverantwortlichen Behandlung oder Selbstbehandlung auch sein mag, die therapeutische Effizienz stellt sich keineswegs zugleich mit der Kenntnis der topographischen Anordnung der reflektorischen Zonen am Fuß oder an den Händen ein. Gegen eine weite Verbreitung der Kenntnisse der Reflexzonenmassage ist nichts einzuwenden, und es ist sogar sehr erfreulich, wenn sich immer mehr Menschen dafür interessieren und ernsthaft damit auseinandersetzen. Wenn Sie die Möglichkeit haben, lassen Sie eine solide Grundausbildung und praktische Tätigkeit unter einer kundigen und führenden Hand in einem Kurs oder Seminar der eigentlichen Anwendung vorangehen. Es muß deutlich gesagt werden, daß nicht jeder, der Füße entsprechend den populären (oft sehr ungenauen) und weitverbreiteten Darstellungen der Reflexzonen massiert, auch das körperliche Geschehen beeinflussen kann. Sicher steigert eine solche Massage das allgemeine Wohlbefinden, und die Blutzirkulation wird angeregt. Aber genauso kann bei Unkenntnis tieferer Regulations- und Funktionszusammenhänge Unvorhergesehenes passieren. (Mehr darüber in einem späteren Abschnitt.)

So manche Schriften und Veröffentlichungen über die Reflexzonenmassage fassen den Begriff zu weit und machen damit den Leser glauben, jedes Herumdrücken an den Füßen nach irgendwelchen Vorlagen sei Reflexzonenmassage. Wir wollen die Massage der Reflexzonen am Fuß etwas enger sehen: Wir verstehen darunter eine ganzheitliche Methode der Behandlung. Ganzheitlich deshalb, weil wir uns dabei auf den ganzen Menschen als Einheit konzentrieren und nicht lediglich auf eine Krankheit oder auf Krankheitssymptome oder gar nur auf seine Füße. Zur Arbeit mit diesem therapeutischen Ansatz gehören auch eine gewisse Kenntnis der anatomischen Grundlagen, das Wissen um funktionelle Zusammenhänge im Körpersystem, Einsicht in die Bedeutung des psychosozialen Umfeldes und die Lebensweise des Menschen sowie das Bewußtsein um die Bedeutung von „Krankheiten".

Einfühlungsvermögen, Menschenkenntnis und therapeutische Verantwortlichkeit können nicht nach einem Buch erlernt werden. Der größte und beste Lehrmeister ist und bleibt auch hier wiederum die Praxis.

Jeder Interessierte hat das Recht, sich über Reflexzonenmassage ausreichend zu informieren. Reflexzonenmassage ist nichts Magisches und nichts Geheimnisvolles, das nur gewissen Kreisen vorbehalten bleiben soll. Die grundlegenden Informationen über Reflexzonenmassage werden im vorliegenden Buch auf das Wesentliche über Voraussetzung und Anwendung dieser Methode beschränkt und möglichst übersichtlich dargestellt. In diesem Handbuch werden Geschichte und geistige Grundlagen der Reflexzonenmassage kurz dargestellt, Bedeutung von Gesundheit und Krankheit für den Menschen behandelt und die Zonen in ausführlicher Systematik wiedergegeben. Im Anschluß an die Fußreflexzonen finden sich Tafeln zur Massage der Reflexzonen an der Hand. Das Kapitel „Reflexzonenmassage in Frage und Antwort" gibt schnelle Information über die wichtigsten Fragen und Probleme dieser Behandlungsmethode. Anschauliche fotografische Darstellungen im Anhang des Buches ergänzen die grafischen Skizzen.

Entstanden ist dieses Buch aus der persönlichen Erfahrung und Überzeugung. Es soll allen Interessierten die Möglichkeit bieten, sich selbst mit den Grundlagen der Reflexzonenmassage auseinanderzusetzen, und vielleicht kann diese Methode unter Ihrer aktiven Mithilfe — getragen von therapeutischer Verantwortlichkeit und vom ganzheitlichen Bewußtsein — zur Besserung oder Beseitigung vieler Störungen beitragen.

Wir möchten nochmals deutlich herausstreichen: Es geht uns nicht darum, die Unterschiede zur Medizin zu betonen, sondern vor allem darum, Gemeinsamkeiten zu finden und notwendige Ergänzungen hervorzuheben. Dem gemeinsamen Bemühen um den Menschen hilft es wenig, wenn eine Einseitigkeit durch eine andere ersetzt wird. Ein alter chinesischer Spruch lautet: „Wer heilt, hat recht!"

In diesem Sinne wünschen wir viel Erfolg und die dazu notwendige Geduld.

Linz, im Herbst 1984   Dr. Franz Wagner, Ph. D.
                                                                        Hans Schwarz

Euer Herz weiß im stillen um die Geheimnisse der Tage und Nächte.

Doch euer Ohr dürstet nach dem Laut des Wissens in euch.

Ihr möchtet in Worten wissen, was eure Seele stets gewußt . . .

Die verborgene Quelle muß unbedingt aus eurer Seele entspringen und murmelnd dem Meere zufließen;

Denn der Schatz in eurem tiefsten Innern möchte eurem Auge sichtbar werden.

Doch wieget nicht euren unbekannten Schatz auf einer Waage;

Und erforschet nicht die Tiefe eures Wissens mit dem Meßstock oder der Lotschnur.

Denn das Ich ist ein Meer ohne Maß und Grenzen . . .

Khalil Gibran

Allgemeines

Der ganzheitliche Ansatz natürlicher Heilmethoden und die Reflexzonenmassage

Die immer größer werdende Bedeutung der Reflexzonenmassage liegt darin, daß sie als Methode der gegenseitigen Selbstbehandlung zur Steigerung des allgemeinen Wohlbefindens sowie zu Spannungsausgleich und allgemeiner Harmonisierung führt. Sie ist in fast jeder Situation problemlos anwendbar, ohne großen Aufwand, ohne alle Hilfsmittel. Es sind nur zwei Voraussetzungen zu erfüllen: Die erste Voraussetzung ist die genaue Kenntnis der reflektorischen Zonen und der funktionalen Zusammenhänge zwischen diesen, und die zweite Voraussetzung besteht im geistigen Hintergrund, in der entsprechenden Einstellung, die überall notwendig ist, wenn Denken und Tun zu einer Einheit werden sollen — gerade für die Arbeit mit Menschen ist diese zweite Voraussetzung unerläßlich.

Noch vor wenigen Jahren gerieten Ärzte und auch Patienten in Aufruhr, wenn von Heilmethoden wie der Reflexzonenmassage gesprochen wurde. Unsicherheit auf beiden Seiten machte sich breit. Die Schulmedizin mußte sich zunächst davon distanzieren, weil Reflexzonenmassage nicht mit traditionellen Methoden und medizinischen Denkmodellen erklärt werden konnte. Die Patienten waren verunsichert, weil diese Behandlungsform eine neue Herausforderung an sie selbst war und die Notwendigkeit bedeutete, sich mit der eigenen Körperlichkeit neu auseinanderzusetzen. Die großen Erfolge der Reflexzonenmassage und die guten Erfahrungen mit ihr trugen dazu bei, daß diese Methode sehr große Verbreitung fand. Immer mehr Mediziner wenden in der eigenen Praxis diese Behandlungsform erfolgreich zum Wohle der Patienten an, und das Interesse an den Seminaren im Rahmen der ärztlichen Fortbildung wird immer größer. Die Tatsache, daß für die Wirksamkeit der Reflexzonenmassage noch keine ausreichende medizinische Erklärung angeboten werden kann, tut dem Erfolg keinen Abbruch, und die Zahl derer, die offen und ehrlich zugeben, daß wir immer noch viel zuwenig vom Menschen wissen, um all das erklären und verstehen zu können, wird immer größer. Wenn immer mehr Menschen sich der Reflexzonenmassage zuwenden, weil sie damit eine Methode in der Hand haben, mit der sie ohne größere Probleme in Eigenverantwortung für ihr Wohlbefinden und ihre Gesundheit handeln können, dann bedeutet dies nichts anderes, als daß immer mehr Menschen eine neue Einstellung zu sich selbst finden, ein neues Bewußtsein über Gesundheit und Krankheit haben und deshalb zu vielen natürlichen Methoden steigendes Vertrauen haben (weil auch das Selbst-Vertrauen gewachsen ist).

In Wochenendkursen und Intensivseminaren lassen sich immer mehr Ärzte und Therapeuten ausbilden in sogenannten Außenseiterheilmethoden, damit sie den Patienten und Ratsuchenden auch das anbieten können, wonach diese in letzter Zeit immer mehr suchen: natürliche Methoden ohne gefährliche Nebenwirkungen und menschliche Zuwendung, die einer der wichtigsten Heilfaktoren sein kann. Alle Berufe, vom Therapeuten bis zum Heilpraktiker, welche mit ganzheitlichen, natürlichen Methoden arbeiten, erlangen in der Öffentlichkeit immer mehr Ansehen. Mit solchen Methoden wird oft eine Befreiung von lästigen, chronischen Beschwerden und von Dauermedikamentation erreicht. Es zeugt von großer Intoleranz, wenn solche Methoden bisweilen als unwirksam bezeichnet und die Patienten, die auf solche Methoden vertrauen, belächelt werden — nur weil die Wirksamkeit im naturwissenschaftlich-schulmedizinischen Sinne nicht bewiesen werden kann. Wenn dem Patienten geholfen wird, ist im Prinzip jedes therapeutische Verfahren gerechtfertigt. Die oft sehr einseitige und zweifelhafte Wissenschaftlichkeit — der wir auch viel zu verdanken haben — darf aber nicht unkritisch über das Wohl des Patienten gestellt werden. Die Befindlichkeit des Menschen, das persönliche Befinden, muß über den objektiven, wissenschaftlichen Befund, in dem der Mensch nur allzu leicht auf Laborwerte reduziert wird, gestellt werden.

Im medizinischen Wirken gibt es keine Wunder. Wenn Heilerfolge oft die Grenzen der menschlichen Einsicht und Vorstellung sprengen, dann liegt es daran, daß wir vielfach ein falsches oder sehr unvollständiges Wissen um das biologische Gesamtgeschehen im Organismus haben. Ein jedes solcher nicht faßbaren „Wunder" zeigt uns nichts anderes, als daß wir den menschlichen Organismus mit all seinen Möglichkeiten ungenügend eingeschätzt haben.

Diese unzulängliche Einschätzung beruht oft auf der Tatsache, daß wir es verlernt haben, auf die Ausdrucksmöglichkeiten des Körpers zu achten, auf diese einzugehen, sie zu verstehen. Der Körper teilt sich auf leichtverständliche Art und Weise mit — vorausgesetzt, man versteht diese Sprache. Wir alle müssen diese Sprache wieder lernen. Dieses Verständnis wächst nur schrittweise mit der Auseinandersetzung und dem Begreifen der Körperlichkeit als Ganzheit.

Zu diesem neuen Verständnis gehören auch neue Auffassungen über Gesundheit und Krankheit, über gesund sein und krank sein. Seit der hippokratischen Medizin wird Gesundheit als Kräftegleichgewicht und Krankheit als Störung dieser Ausgeglichenheit gesehen. Will man Krankheiten heilen, so muß man „entstören", also die Ordnung wiederherstellen.

Die Natur selbst (nach Paracelsus: der „innere Arzt") ist dabei die größte Quelle der Heilkraft. Jede Heilung im medizinischen Sinne hat im weitesten Sinne biologische Ursachen. Dem Körper immanente Heilungskräfte werden freigesetzt und sind in der Lage, das zum Funktionieren notwendige Kräftegleichgewicht wiederherzustellen. Solche heilenden Kräfte müssen immer im Körper selbst vorhanden sein. Sie sind oft verborgen, verschüttet, fehlgeleitet. Wir haben verlernt, diese Kräfte zu mobilisieren, und haben uns vielfach angewöhnt, gegen diese natürlichen Kräfte vorzugehen. Wir müssen wieder lernen, *mit* den körpereigenen Abwehr- und Heilkräften vorzugehen, diese zu unterstützen, zu fördern und sie nicht zu unterdrücken. Die Maßnahmen medizinischer Heiltechnik richten sich in erster Linie auf die Beseitigung der Krankheitssymptome. Im ganzheitlichen Ansatz der Heilkunde wird *mit* den Krankheitsanzeichen als natürlichem Ausdruck körperlichen Geschehens gearbeitet — nicht gegen sie.

Freilich ist auch der kurzfristigen Beseitigung von Krankheitszeichen bei medizinischen Maßnahmen ein Erfolg beschieden, wahrscheinlich oft rascher als bei anderen Maßnahmen. Aber zugleich werden damit auch die körpereigenen Ordnungskräfte unterdrückt (oft so lange, bis sie überhaupt nicht mehr funktionieren). Effektivität und Leistungsvermögen der modernen westlichen Medizin wollen wir nicht in Frage stellen, wohl aber ihre Einseitigkeit deutlich herausstreichen. Es freut uns immer wieder, wenn immer mehr Patienten von Ärzten zur Reflexzonentherapie angehalten werden oder wenn die Mediziner selbst solche Behandlungen wünschen. Und in vielen Fällen — dazu gehören vor allem die funktionellen Beschwerden — ist die Reflexzonenmassage sogar einer medikamentösen Behandlung überlegen. Eine ganzheitlich orientierte Heilkunde — und die Reflexzonenmassage zählt dazu — richtet sich nicht gegen die Krankheit, sondern behandelt immer den ganzen Menschen. Sie hat nicht einzelne, nicht oder schlecht funktionierende Organabschnitte und Funktionssysteme vor sich, sondern immer einen Menschen. Deshalb werden die zum Einsatz gebrachten Mittel nie auf eine Krankheit abgestimmt, sondern immer auf den Menschen. In diesem Zusammenhang muß nochmals eindringlichst darauf hingewiesen werden, daß dieses Erkennen des Einzelfalles, das Eingehen auf die individuellen Feinabstimmungen, nicht in einem Einführungsbuch wie diesem gelehrt werden kann. Dazu bedarf es der Erfahrung, der Übung, der Selbsterkenntnis des Behandlers und des ständigen Bemühens, auf den einzelnen Patienten einzugehen. Man darf nicht glauben, mit Hilfe eines bestimmten Wissens alle Störungen beseitigen zu können. Wir haben mit der Reflexzonenmassage aber ein großartiges Mittel in der Hand, den Körper als Einheit zu begreifen und ihm bei der Mobilisierung der eigenen Energien und Wiederherstellung des harmonischen Gleichgewichts Unterstützung zu geben.

Selbstverständlich ist die Reflexzonenmassage keine Schnelltherapie im Do-it-yourself-Verfahren. Viele Darstellungen und Berichte in den verschiedensten Medien lassen den nötigen Ernst missen, mit dem sie solchen Methoden begegnen müßten. Eine bekannte Illustrierte schrieb zum Beispiel darüber unter dem Titel „So kitzeln sie sich gesund — eine lustigere Selbstbehandlung gibt es nicht".

Grundsätze der Naturheilkunde

Heilung darf dem Körper nichts aufzwingen, was zur zusätzlichen Belastung für ihn werden könnte. Heilung versucht in erster Linie, den Körper empfänglich zu machen. Dieses Prinzip hat über alle kulturellen Grenzen hinweg Gültigkeit. Jede soziale Einheit, jeder Stamm kannten im Umgang mit kranken Menschen Rituale, die eine heilsame Umgebung schaffen sollten. Die Leitprinzipien dieser Verhaltensmuster waren Solidarität, Vertrauen, die Bereitschaft, offen zu sein, zu teilen, zu helfen, nicht zu verurteilen. Die ganzheitliche Heilkunde ist ein offenes System und geht von der Annahme aus, daß wir mit der Natur, die uns wie alle anderen Formen des Lebens geschaffen hat, im Einklang leben und im Normalfall für uns und unsere Beziehungen auf natürliche und wirkungsvolle Weise selbst sorgen können. In diesem Sinne kann Reflexzonenmassage auch als Naturheilkunde verstanden werden, die sich als Erfahrungswissen definiert, das sich in der Praxis genauso bewähren mußte wie jede wissenschaftliche Theorie.

Zudem gelten für jede Naturheilkunde vier therapeutische Grundprinzipien:

- Die Therapie muß naturgemäß sein.
- Sie darf vor allem nicht schaden.
- Sie soll ganzheitlich sein.
- Sie soll Reaktionen des Organismus fördern und die Naturheilkräfte anregen bzw. unterstützen.

Der erste Punkt besagt, daß nur natürliche Reize und Heilmaßnahmen (Naturstoffe) auf die natürlichen Reaktionen des Organismus (nachhaltig und nebenwirkungslos) wirken können. Im zweiten Punkt wird ausgedrückt, daß die verschiedensten Verfahren der Naturheilkunde bei richtiger Indikation und Dosierung kaum schädigende Nebenwirkungen kennen. Im Unterschied zur Schulmedizin geht es auch nicht darum, eine sofort meßbare, direkte Wirkung zu erzielen, sondern es geht vielmehr um eine indirekte Wirkung über die Aktivierung der körpereigenen Abwehr- und Naturkräfte. Entsprechend dem dritten Punkt gibt es keine Krankheit eines Einzelorgans; Störungen sind jeweils ein aktueller Ausschnitt eines Prozesses, und zwar das Bemühen des Gesamtorganismus, sein Gleichgewicht wiederzufinden. Die Störung selbst hat damit nicht ihre Ursache und Begründung in dem Organ, in dem sie sich zeigt. Krankheit ist in ihrer Prozeßhaftigkeit auch immer zu verstehen als Krise des Lebens, als Herausforderung, und ist somit immer sinnvoll. Ganzheitliche Praktiken und Methoden zeichnen sich dadurch aus, daß der Therapeut in mitmenschlicher Zuwendung diese Sinnfrage nie ausklammert und dem Behandelten hilft, selbst diese Sinnhaftigkeit zu erfassen. Zum vierten Punkt bleibt nur noch zu wiederholen, daß wir nicht gegen eine Krankheit arbeiten, sondern mit dem Behandelten und seiner Lebensenergie. Das Wort „Therapie" bedeutet für uns nicht in erster Linie eine bestimmte Technik der Behandlung, sondern vor allem eine bestimmte Grundhaltung und Denkweise über „gesund" oder „krank".

Die ganzheitliche Perspektive versteht das Leben des Individuums als einen Prozeß kontinuierlicher Entfaltung und Krankheit als eine Unterbrechung dieser Entwicklung. Diese Sichtweise wurde lange überlagert von der einseitigen wissenschaftlich-technologisch-funktionalen Deutung der Körperlichkeit. Erst mit dem Niedergang allzu starrer traditioneller wissenschaftlicher Glaubenssysteme konnten Wege gefunden werden, zum Teil uralte Heilkünste in einem neuen, auch für uns gültigen Zusammenhang zu interpretieren.

Medizin als Denksystem

Das überaus große Interesse an der Reflexzonenmassage kündet auch in gewissem Sinne von einer Wende: von der kurativen (heilenden) Medizin zur präventiven (vorbeugenden) Medizin. Anders ausgedrückt: von der die Krankheit bekämpfenden Medizin zu einer Medizin, welche größere Störungen zu verhüten weiß. Wie wir Krankheit, Gesundheit, Medizin oder Therapie beschreiben, hängt auch davon ab, wie wir darüber denken. Das heißt, unsere Sprache und unser Denken hängen eng zusammen. Unser sprachliches System, unsere Art zu reden, bestimmt nicht nur im voraus, welche Erscheinungen wir sehen, sondern auch, was wir übersehen. Hätte zum Beispiel Galilei nicht die gesamte Theorie des Aristoteles verworfen, der in einem schwingenden Stein einen gehemmten freien Fall gesehen hatte, so wäre er nie auf die Pendelbewegung gekommen. Galilei hat also eine andere Sprache eingesetzt, er hat etwas ganz anderes gedacht. Genauso in der Medizin: Wenn einer bestimmten Störung eine unangemessene medizinische Theorie (Sprache und Denkungsart) zugrundeliegt, ist wahrscheinlich auch die Behandlung unangemessen. Letzten Endes heißt das, die Sprache setzt die Grenzen unserer Erkenntnis; wir sind in unserem Erkenntnisfortschritt behindert, wenn wir uns nicht von so mancher Fessel sprachlicher Begrenzungen lösen können. Diese Tatsache ist auch mit ein Grund, warum ein Wirkungsnachweis der Reflexzonenmassage in der naturwissenschaftlichen Sprache nicht gelingen wird. Uns wird dieses Problem immer sehr deutlich bewußt, wenn wir mit Medizinern über Energien des Körpers oder Heilungskräfte der Lebensenergie sprechen. Die Einführung neuer Begriffe allein genügt natürlich nicht; notwendig damit verbunden ist ein eigenes gedankliches System. Medizin ist nicht gleich Medizin — gleichgültig, von wem auch immer und wo sie ausgeübt wird; mitentscheidend sind stets die kulturellen Hintergründe, Einstellungen, Erklärungen und Deutungssysteme der Welt und des Menschen. Bei Therapeutenschulungen und Ärzteseminaren stellt sich immer als großes Hindernis die Meinung der Teilnehmer dar, sie wüßten über alles Medizinische ja ausreichend Bescheid. Das entscheidende aber ist die Begegnung mit einer neuen Dimension der Medizin: Ins Zentrum der mitmenschlichen Bemühungen gehören der ganze Mensch und das Streben nach einer Zusammenführung aller für das Wohl des Menschen ausgereiften Erkenntnisse.

Wir kennen heute — grob vereinfacht — zwei Arten von Sprach- und Denksystemen als Grundlagen der Heilmethoden:

- Die westliche Medizin: Sie sucht nach Organveränderungen, Blutzusammensetzungen, sie spürt „Erreger" auf. Ihre Grundlagen sind die Anatomie (Wissenschaft vom Körperbau des Menschen) und die Histologie (Wissenschaft von den Geweben); sie ist vor allem eine stoffbezogene Wissenschaft (somatische Medizin).
- In alternativen Konzepten (die ihre Grundlagen meist in fernöstlichen Kulturen haben) geht es vor allem um Prozesse, Dynamik, Bewegung und Energie. In diesen Systemen können Aussagen über Störungen bzw. funktionelle Beziehungen gemacht werden, und gerade auf diesem Gebiet versagt die rein naturwissenschaftliche Medizin sehr oft. Ganz entscheidend ist aber, daß die beiden Systeme nicht als Konkurrenz zu sehen sind, sondern in jeder Hinsicht als sich ergänzende Systeme betrachtet werden müssen.

Unsere Gesundheit wird von vielen Faktoren beeinflußt: Grob- und feinstoffliche, körperliche, emotionale, geistige und seelische Faktoren und (heute mehr denn je) die Umwelt haben Wirkung auf jenen Zustand, den wir mit „Gesundheit" bzw. „Krankheit" beschreiben.

All diese Faktoren sind aber miteinander in Verbindung zu sehen und beeinflussen sich gegenseitig. Das Bewußtsein um diese Zusammenhänge ermöglicht es der ganzheitlichen Perspektive, von der Betrachtung vordergründiger Symptome abzugehen und auf die tieferen Strukturen einzugehen. Dieses Eingehen erinnert stark an Heilkonzepte aus dem Fernen Osten; es muß aber mehr sein als die Übernahme und Nachahmung von Techniken, denn sonst sind es eben nur von fernöstlichen Kulturen geprägte technische Handfertigkeiten. Worum es in ganz entscheidendem Maße geht, ist eine andere Art zu denken, über sich zu sprechen, sich selbst und die Welt zu sehen. Die Reflexzonenmassage ist in diesem Sinn eine ganzheitlich orientierte Therapieform, die ständig bemüht ist, den Menschen als Ganzheit zu betrachten, zu verstehen und zu behandeln.

Gesundheit und Krankheit

Für das eigentliche Verständnis der Krankheitsprozesse und ihrer Heilung fehlen heute vielfach die Grundlagen, weil man durch Erklärungen, die sich ausschließlich auf Mechanisches, Physikalisches oder Chemisches stützen, nicht das Wesen des Menschen erfassen kann. Wichtig zur Erklärung und zum Begreifen von Störungen ist nicht das Biophysikalische, die chemischen Reaktionen im Körper, sondern das Menschliche im Menschen. Durch die starke und fast ausschließlich naturwissenschaftliche Orientierung wurde der Mensch auf das sinnlich wahrnehmbare Materielle beschränkt. Solches Denken und Verstehen eignet sich hervorragend für technische Zwecke, ist aber für Erkenntnisse über das Menschliche wenig geeignet. Viele ganzheitliche Methoden verzichten auf die engen Kriterien der Wissenschaftlichkeit, die in sich selbst sogar oft sehr widersprüchlich sein können. Das Menschsein sprengt all diese engen Grenzen. Heilmethoden sind nicht in erster Linie Wissenschaft — sie können es sein oder werden oder auch nicht —, das ändert aber an ihrem Wesen als Heilverfahren nichts, sondern sagt vielmehr etwas darüber aus, welche Bereiche der menschlichen Wirklichkeit von der Wissenschaft erfaßt werden und welche Aspekte außer Betracht gelassen werden. Für die traditionelle Medizin als Naturwissenschaft ist der menschliche Körper ein Gegenstand; die Erkenntnisse über diesen Körper sind wissenschaftlich exakt, aber mit wissenschaftlichen Methoden allein ist das Wesen des Menschen nicht faßbar, ist die Leib-Seele-Geist-Einheit weder meßbar noch nachweisbar. Wir dürfen daher nicht den Fehler machen, mit wissenschaftlichen Methoden an unwissenschaftliche

Heilmethoden heranzugehen; wir müssen vielmehr all diesen Therapieformen mit neuem Verständnis und geändertem Bewußtsein begegnen.

Das wirklich therapeutische Denken und Handeln hängt vom Wissen über den Menschen selbst ab, ist abhängig von Menschenkenntnis und nicht in erster Linie von Erkenntnissen über Krankheiten. Mit dem Fortschritt der Naturwissenschaften geriet immer mehr der physische Leib mit seinen kleinsten Einheiten (Zellen), der mit naturwissenschaftlichen Methoden erkennbar und erfaßbar wurde, in den Vordergrund; seelische Aspekte und geistige Grundlagen wurden, wenn überhaupt, als Funktion des körperlich-materiellen Leibes betrachtet. Damit verschwand die Ganzheit des Menschen immer mehr hinter den verschiedensten Teilaspekten. Diese Einseitigkeit muß durch ein entsprechendes Gegengewicht wieder ausbalanciert werden.

Krankheiten werden im herkömmlichen Sinne immer als Abweichungen von normalen Zuständen betrachtet, als Störungen in einem normalen Lebensprozeß. Krankheiten sind hier im wesentlichen negativ bestimmt und somit Mangelzustände bzw. Beeinträchtigungen von bestimmten Funktionen. Wir wollen uns in diesem Zusammenhang auch mit Fragen auseinandersetzen, die uns helfen können, das Wesen einer Krankheit als Entwicklungsprozeß des kranken Menschen zu sehen. Dies wiederum kann dem Therapeuten helfen, mit „Krankheit" besser umzugehen. Wenn wir uns mit „gesund" und „krank" auseinandersetzen, ist es notwendig, vom technisch-schematischen Denken über den Menschen zu einem lebendigen Denken zu gelangen. Im Menschen ist alles in Bewegung und in dauernder Veränderung. Krankheit und Gesundheit sind keine feststehenden Faktoren und keine bleibenden Zustände; es gibt in der Therapie also kaum feste Anhaltspunkte, von denen wir ausgehen oder auf die wir zusteuern können. Das Leben ist ständig in Bewegung. Wir widmen uns daher in erster Linie den gesundheitserhaltenden Kräften des Lebens im Körper und versuchen, mit dem reflektorischen Reiz der Fußzonenmassage diesen Energiefluß zu ordnen, die Kräfte in harmonischen Gleichklang zu bringen. Im Kosmos herrschen Kräfte und Gegenkräfte, und als Teil dieses Kosmos unterliegt auch der Mensch diesem Energiespiel. Dieses harmonische Wechselspiel hat seine Entsprechung im menschlichen Körper, und wenn das harmonische Gleichgewicht gestört ist, dann ist in unserem Begriffssystem der Mensch „krank". Ob diese Kräfte entsprechend dem jeweiligen Kultur-, Sprach- und Denksystem Yin und Yang oder Sympathikus und Parasympathikus oder sonst irgendwie genannt werden, ist letzten Endes zweitrangig. Das grundlegende Prinzip bleibt das gleiche: Es geht um Ausgleich und Harmonie, um die Balance von Spannung und Entspannung.

Notwendig ist in erster Linie also nicht nur ein neues Verständnis von Krankheit, sondern ebenso von Gesundheit. Mit der Verbreitung natürlicher Heilmethoden vollzieht sich auch ein Wandel im Denken: Der traditionellen Medizin geht es vor allem darum, Krankheiten zu heilen und Symptome zu bekämpfen. Alternative Techniken und Selbsthilfemethoden haben vor allem ein Ziel: die Gesundheit zu erhalten. Ständiges Bemühen um die Balance, um die Harmonie der Kräfte haben als aktives Bemühen Vorrang vor einem passiven Abwarten, bis sich ein Ungleichgewicht in einer Störung manifestiert hat, für die auch die Schulmedizin einen Namen kennt. Vor diesem Hintergrund müssen wir uns immer vor Augen halten, daß es nicht die „Krankheit" gibt, sondern immer nur den kranken Menschen; wir haben immer ein Schicksal, einen Menschen vor uns; ein energetisches Kräftesystem, das mehr oder weniger aus dem Gleichgewicht geraten sein kann, und nicht einen „Kopfschmerz" oder eine „Erkältung".

Trotz der vielfältigen Möglichkeiten und großartigen Erfolge darf die Massage der Reflexzonen am Fuß nicht als Allheilmittel verstanden werden. Die Behandlung der Fußzonen hat auch nicht primär diagnostische Funktionen. Obwohl wir damit Störungen und ihre ganzheitlichen Zusammenhänge gut erkennen können, liegt die größte Leistung dieser Methode in der Mobilisierung bzw. Harmonisierung der körpereigenen Heilkräfte. Nach unseren Erfahrungen sind die Vorurteile der traditionellen Schulmedizin gegenüber dieser eigentlich einfachen Behandlungsmethode sehr im Schwinden; Kursteilnehmer aus medizinisch-therapeutischen Berufsfeldern berichten immer wieder von erfolgreicher Zusammenarbeit mit Ärzten, die sich aufgrund der erlebten Erfolge dann auch ernsthaft mit dieser Möglichkeit auseinandersetzen. Auch bei Ärzteseminaren sprechen Mediziner, die selbst ihre Patienten an den Fußzonen massieren, häufig von einem stark veränderten Verhältnis zu den Behandelten und deren Störungen.

Wir möchten nochmals darauf hinweisen: Nicht die Kritik an den Unzulänglichkeiten des technisch-mechanisch organisierten Gesundheitsbetriebes oder gar die Darstellung der Reflexzonenmassage als Alternative dazu sind das Thema dieses Buches. Kritik und Unbehagen an der Medizin sind so alt wie die Medizin selbst. Die Kritik in jüngster Zeit hat aber eine besondere Qualität: Die Medizin ist — wie die gesellschaftliche Entwicklung überhaupt — an ihre „natürliche" Grenze gestoßen. Mit zunehmendem Maße ihrer Zerstörung drängt sich die Natur in unser Bewußtsein. Aber nicht nur unsere natürliche Umwelt ist in höchster Gefahr, sondern auch die Natur des Menschen ist gefährdet: Das einheitliche Menschenbild, der Mensch als Ganzheit, als lebendige Einheit, ist mit der Entwicklung der Wissenschaften immer mehr aufgespalten, zergliedert und analysiert worden. Die Grenzen, vor denen wir jetzt stehen, können nicht überwunden werden, wenn wir nicht unseren Standort ändern, unser Bewußtsein und unsere Sichtweise ergänzen und erweitern. Die meisten der bekannten sogenannten alternativen Heilmethoden überwinden diese Grenzen durch Rückbesinnung auf oft jahrtausendelang bewährtes Gedankengut. All diesen Heilmethoden gemeinsam ist ein bestimmtes Verständnis von der Welt und den Menschen und damit ein eigenes Krankheitsverständnis. Überall finden wir hier ein bestimmtes Menschenbild, eine Theorie vom Menschen. Eine solche Theorie vom Menschen fehlt der modernen Medizin. Ebenso fehlt ihr eine Theorie der Gesundheit; sie hat allenfalls eine sehr begrenzte Theorie von der Krankheit. Bei den Salzburger Humanismus-Gesprächen 1982, bei denen sich Fachleute aus verschiedensten Disziplinen über das Thema „Wie krank ist unsere Medizin?" unterhielten, wurde auch die Forderung gestellt: Wir brauchen keine neue Medizin, wir brauchen ein neues Menschenbild!

Wenn wir mit Fußzonenmassage arbeiten, müssen wir uns dessen bewußt sein, daß wir uns mit dem Menschen als Leib-Seele-Geist-Einheit auseinandersetzen und nicht unsere Aufmerksamkeit auf bloß einen Aspekt, das Krankheitssymptom, konzentrieren. Natürlich bekommen wir nicht „alles" in den Griff (Umwelteinflüsse, Arbeitsplatzbedingungen usw.) — aber wir können vieles tun, um nicht zu all diesen Störfaktoren noch einen großen Fehler hinzuzufügen: nämlich den Menschen nicht menschlich zu behandeln.

Eine mögliche Gefahr der Unterschätzung der Reflexzonentherapie (an Fuß und Hand) liegt in der Einfachheit der Anwendung. Die Reflexzonenmassage darf nicht lediglich als Technik, als mechanische Einwirkung nach dem Prinzip der klassischen Massage, gesehen werden. Die Reflexzonenmassage ist keine neue Technik; sie ist mehr: Sie ist eine für uns neue Form der Behandlung. Es genügt nicht, durch planloses Probieren und Dilettieren zu ungenügender Massagetechnik zu kommen, genauso wie man noch lange kein Flugzeug steuern kann, nur weil man weiß, daß abwechselnd einige Schalter und Knöpfe bedient werden müssen.

Gleiche Techniken können unter völlig verschiedenen Perspektiven angewandt werden. Wie sie angewandt werden, hängt auch vom kulturellen Hintergrund therapeutischen Handelns, von der Beziehung zwischen dem Patienten und dem Praktiker und von der Lebensperspektive beider ab. Sieht man die dem ganzheitlichen Konzept zugrundeliegenden tiefen und vielfältigen Wirkungszusammenhänge als Voraussetzung jeglicher erfolgreichen heilenden Tätigkeit, so wird das Argument der Einfachheit schon durch das Wissen und die Kenntnis der Vielfältigkeit dieser Zusammenhänge widerlegt. Und schließlich ist eine der wesentlichen Grundlagen der wirkungsvollen Reflexzonentherapie — genauso wie bei allen gesundheitsorientierten Tätigkeiten einschließlich der ärztlichen — die therapeutische Verantwortlichkeit.

Geschichte und Wirkung

Zur Geschichte der Reflexzonentherapie

Die Massage der Reflexzonen am Fuß ist eine Methode der uralten Volks-heilkunde. Aus Überlieferungen ist zu entnehmen, daß viele Indianer-stämme Heilmethoden nach dem Konzept der Reflexzonen kannten und praktizierten. Wahrscheinlich hat sie die Hochkultur der Inkas verfeinert und uns im wesentlichen überliefert. Ebenso lesen wir bei alten römi-schen Schriftstellern von Behandlungsmethoden, die exakt in das Kon-zept der Reflexzonen passen. Die Kenntnis um die Reflexzonen am Fuß bzw. deren Massage für Therapiezwecke ist also im wesentlichen überlie-fertes Volksgut.

Das Wissen um diese reflektorischen Zusammenhänge selbst kennt wie-derum keine kulturellen Grenzen. Im antiken China entwickelte sich z.B. die Methode der Akupressur, die ihre Wurzeln im selben Konzept reflekto-rischer Beziehungen findet; ebenso finden wir in indischen und indonesi-schen Heilpraktiken Hinweise auf die reflektorischen Bereiche an Fuß und Hand.

Die Schmerzbekämpfung ist seit jeher ein großes Anliegen der Mensch-heit. In Indien und China war die Schmerzbehandlung über spezielle Druckpunkte schon vor ca. 5000 Jahren bekannt. Die heute hoch ent-wickelte Methode der Akupunktur (lateinisch acus = Nadel, pungere = stechen) hat sich vermutlich als der stärkste Zweig durchgesetzt. Aber auch in Mitteleuropa wurden Methoden ähnlicher Wirkungsart von den Ärzten Adamus und A'Tatis um 1580 beschrieben, und in Leipzig veröf-fentlichte der Arzt Ball ungefähr zur selben Zeit eine Schrift über eine Me-thode organferner Behandlung von Schmerzen und Erkrankungen durch Druckpunkte. Die Geschichte berichtet auch vom bekannten florentini-schen Bildhauer Benvenuto Cellini (1500—1571), der seinen schmerzen-den Körper durch starken Druck auf Finger und Zehen behandeln ließ. Als der 20. amerikanische Präsident Garfield (1831—1881) nach einem At-tentat starke Verwundungsschmerzen hatte und alle Schmerzmittel sich als unzureichend erwiesen, ließ er sich seine Füße behandeln, und es war in der Tat die einzige Behandlung, die ihm Linderung brachte.

Noch heute wird die Reflexzonentherapie in ihrer ursprünglichen Form

von Indianerstämmen in Reservaten bei Krankenbehandlungen erfolgreich eingesetzt, in erster Linie aber zur Schmerzlinderung.
Es konnte nicht bewiesen werden, aber in Fachkreisen ist man sich weitgehend einig darüber, daß Dr. FITZGERALD auf diese Kenntnisse alter indianischer Volksmedizin gestoßen ist und sie in seine Beobachtungen und Forschungen mit einbezogen hat. Er hat dieses Wissen in ein erstes systematisches Konzept gebracht.

Die Zonentherapie nach Dr. Fitzgerald

Der amerikanische Arzt Dr. William Henry Fitzgerald (1872—1942) entwickelte die nach ihm benannte *Zonenbehandlung* und stellte um 1913 diese Form der Heilung und Behandlung der amerikanischen Öffentlichkeit vor. In Amerika heißt die moderne Form dieser Therapie heute noch *Zone Therapy.*
Dr. Fitzgerald absolvierte sein Studium an der Universität Vermount, promovierte dort im Jahre 1895 und praktizierte dann zweieinhalb Jahre im Boston City Hospital. Danach war er als Arzt im Central London Hospital für Hals- und Nasenkrankheiten. Auch in Wien verbrachte er zwei Jahre seiner Tätigkeit an der HNO-Klinik als Assistent bei den beiden berühmten Professoren Politzer und Chiari.
Seine Entdeckungen über die Zonentherapie stellte er als Leiter der Nasen- und Halsabteilung im St. Francis Hospital (Connecticut) der medizinischen Wissenschaft vor. Er hatte herausgefunden, daß Druck und Massage von bestimmten Zonen oder Punkten die Funktion von Organen bessern können, Schmerzen lindern oder gar zum Verschwinden bringen können. Dabei war es aber unerheblich, wie weit die behandelten Zonen vom jeweiligen Organ entfernt waren, an dem sich die physiologischen Wirkungen zeigten.
Einer überlieferten Geschichte zufolge soll Dr. Fitzgerald auf die Zonentherapie aufgrund folgender Beobachtung gestoßen sein: Bei kleinen chirurgischen Eingriffen stellte er fest, daß seine Patienten völlig unterschiedlich auf den zu erwartenden Schmerz reagierten. Er beobachtete, daß die Patienten mit geringem Schmerzempfinden ihre Fingerballen gegen die Armlehnen des Operationsstuhles preßten. Dr. Fitzgerald ging von der Annahme eines solchen Zusammenhanges aus und untersuchte

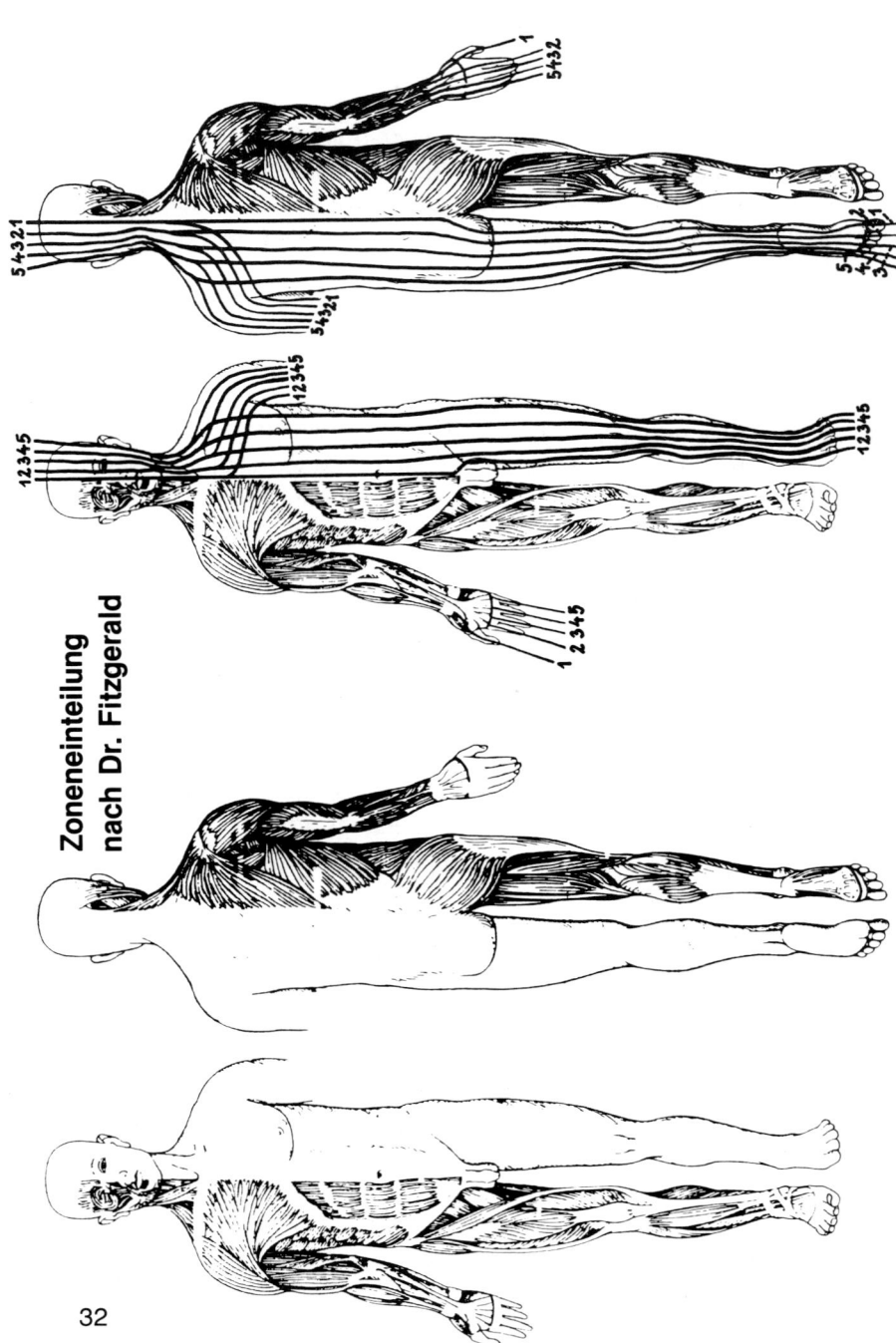

Zoneneinteilung
nach Dr. Fitzgerald

Durch diese Zonen fließende und gestörte Energien können wir durch die Massage der Füße wieder harmonisieren. Wir können Blockaden lösen und das energetische Gleichgewicht wiederherstellen.

nun systematisch, wo sich solche reflektorischen Zonen bzw. Druckpunkte am Körper mit einer entsprechenden Wirkung befanden. Er entdeckte damit aufs neue eine Praktik, welche die gleichen Wurzeln wie die chinesische Akupressur zu haben scheint.

Die Systematik der Zoneneinteilung von Dr. Fitzgerald hatte jedoch ihr eigenes Konzept. Er teilte aufgrund seiner Beobachtungen und Forschungen den menschlichen Körper in 10 Zonen ein, die vom Scheitel bis zu den Zehen verlaufen. Diese Zonen haben aber nichts mit den bekannten HEADschen Zonen zu tun.

Die Körperzonen nach Dr. Fitzgerald bestehen aus zweimal fünf Längszonen, wobei jede Zone in je einer Zehe bzw. dem entsprechenden Finger endet. Alles Geschehen in einer Zone steht in Wechselwirkung zu den entsprechenden Organen und Körperregionen dieser Zone.

Dr. Fitzgerald veröffentlichte 1917 gemeinsam mit Dr. Edwin BOWERS das Buch *Zone Therapy* — es hatte den für die Absicht bezeichnenden Untertitel *relieving pain at home* (zu deutsch etwa: „sich zu Hause vom Schmerz befreien") — und stellte darin all seine Entdeckungen und Ergebnisse der Beobachtungen über die Wirkungszusammenhänge der Zonen vor.

In seinem Konzept sind vor allem noch die Zonen der Finger, Hände, Lippen, Zunge, des Gaumens, der Nase und der Zehen jene Orte, wo therapeutische Reize gesetzt werden; die eigentlich für uns wesentlichen Reflexzonen an den Füßen finden noch keine gesonderte Beachtung.

Verbreitung und Wirkungserklärungen

Die Anhängerschaft der Zonentherapie wurde in Amerika immer größer und fand nicht nur weite Verbreitung in der Bevölkerung, sondern auch beachtliche Anerkennung in der medizinischen Fachwelt.

J. S. RILEY, M.D. und dessen Gattin kommt das große Verdienst zu, sich im besonderen um die Reflexzonentherapie bemüht zu haben. Diese beiden haben in ihrer Praxis Hunderte von Patienten mit der Reflexzonentherapie behandelt und haben viele Zonen erarbeitet und erfolgreich erprobt.

Und schließlich war Dr. Riley auch der Lehrer von Frau Eunice D. INGHAM, die einige Jahre lang in seiner Praxis assistierte.

Eunice D. Ingham (verstorben 1974) dokumentierte ihre Arbeit und den Stand der Reflexzonentherapie zu dieser Zeit mit zwei bekannten Werken:

- *Geschichten, die die Füße erzählen können*
  (Rochester, N.Y.; Selbstverlag, 1938)
- *Geschichten, die die Füße erzählt haben*
  (Rochester, N.Y.; Selbstverlag, 1963)

Zu erwähnen ist auch noch das Buch der amerikanischen Physiotherapeutin M. CATER: *Helping yourself with foot reflexology.* Unter dem Namen Reflextherapie gelangten diese grundlegenden Erkenntnisse in den deutschsprachigen Raum.

Frau Ingham beschreibt die Reflexzonentherapie als eine „auf die Füße angewandte Druckmassage" mit einer speziellen Grifftechnik, nämlich so, „als wolle man mit dem Daumen Zuckerkristalle in der Hand zerreiben".

Sie vertritt die „Theorie der kristallinen Ablagerungen" und sieht den Erfolg der Reflexzonentherapie vor allem darin, den Körper frei zu machen von „Verstopfungen in den empfindlichen Nervenendungen". Diese Theorie ist heute in vielen Fällen und speziellen Bereichen der Reflexzonenmassage (etwa bei der Massage der Nervenreflexzonen) überholt, obwohl noch sehr viele Praktiker ihren Patienten die Reflexzonentherapie auf diese einfache und zugegeben einleuchtende Weise erklären.

Wir wissen heute, nicht zuletzt aufgrund von eingehenden Untersuchungen und Ergebnissen physiologischer Reaktionsmechanismen, wie bioelektrischen Meßreihen, die mit großem Aufwand betrieben worden sind und weiter geleistet werden (unter anderem arbeiten wir mit einer Universitätsklinik zusammen), daß die Wirkungszusammenhänge viel komplizierter, tiefer liegen als je angenommen; kein vordergründiges monokausales, eindimensionales oder lineares Modell der Erklärung kann hier greifen.

Es gibt unterschiedliche Erklärungen der Wirkungsweise der Massage der Reflexzonen, jeweils abhängig vom Stand der Forschung, der praktischen Erfahrung und des interdisziplinären Wissensaustausches.

Wir können kein endgültiges Konzept der Wirkung dieser Therapie darlegen; wir sind glücklich über unsere äußerst positiven Erfahrungen damit. Völlig sicher und unangezweifelt ist, daß die Reflexzonenmassage wirkt und wie wir sie am effizientesten einsetzen können, um zu einem optimalen Ergebnis zu kommen. Die Unmittelbarkeit der Verbindung zwischen den einzelnen reflektorischen Zonen ist aufgrund des Erfolges augenscheinlich, obwohl bis heute keinerlei anatomische Zusammenhänge zwischen massierter Zone und reflektorisch zugeordnetem Bereich nachgewiesen werden konnten. Anscheinend sind diese Wirkungen nur auf einer über die rein körperlich-materielle Beziehung hinausgehenden Ebene begreifbar. Wir betrachten diese Wirkungen als ganzheitlichen Ausdruck der Lebensenergien. Für viele Leiden und Wirkungszusammenhänge von belasteter Zone und entsprechendem Organ hat die „Theorie der kristallinen Ablagerungen" einiges an sich: Aufgrund nichtfunktionierender Umsetzung von Nahrungsstoffen in einem unvollständigen Stoffwechsel gehören Harnsäure und überschüssiges Kalzium zu Abfallprodukten, die im Körper gelagert werden. Solche Ablagerungen können die normale nervöse Stimulation von Drüsen und anderen Organen vermindern. Durch Massage der Reflexzonen am Fuß versucht man, diesen Abstumpfungsprozeß rückgängig zu machen, damit die Ablagerungen vom Blut- und Lymphsystem resorbiert und ausgeschieden werden können.

Für einen beachtlich großen Teil der erarbeiteten und praktisch erfahrenen Wirkungszusammenhänge im Rahmen der Reflexzonenmassage mag wieder jener Auffassung zu folgen sein, die besagt, daß wir mit der Reizsetzung am Fuß — ähnlich wie in der Akupressur — bestimmte Energiepunkte auf Meridianen, die den Körper durchziehen, aktivieren. Manche wiederum gehen einfach davon aus, daß jedes der ca. 72 000 Nervenenden am Fuß mit einer anderen Körperzone in Verbindung steht und daß durch die Massage der Reflexzonen am Fuß stimulierende, die Körperfunktionen aktivierende Impulse zu den entsprechenden Zonen gesandt werden (sogenannter nervaler Reizbogen). Ein weiteres Erklärungsmodell würde das physikalische Modell des Hologramms bieten: Danach wäre jede Zelle des Körpers ein Hologramm; in freier Übersetzung heißt dies, daß „alles in sie geschrieben" ist. Jede Zelle hätte somit die Grundinformationen und das Basiswissen aller anderen Zellen und somit des ganzen Wesens.

Neuere Entwicklungen

Entscheidende Weiterentwicklungen der Fußzonenmassage gelangen einerseits dem englischen Naturheilpraktiker Robert ST. JOHN, der mit seinen Massagen auch an der zur Heilung notwendigen Veränderung der geistig-seelischen Grundkonstitution arbeitete (Pränataltherapie), und seinem berühmtesten Schüler, Gaston ST. PIERRE, der aufgrund einer Intuition erkannte, daß an den beiden Enden der Wirbelsäule-Reflexzonen ein Spiegelbild des vorgeburtlichen Lebens vorhanden ist (Metamorphose-Technik). Gaston St. Pierre selbst sagt dazu: „Alles, was falsch läuft mit uns, mental wie physisch, beruht auf einer Geisteshaltung, die zum Zeitpunkt der Empfängnis eingenommen wurde." Diese Aussage bildet den Grundpfeiler der aus der Reflexzonenmassage entwickelten Metamorphose-Technik, bei der die Reflexzone der Wirbelsäule zur Reflexzone der Entwicklung in der Schwangerschaft wird. Damit wird auch das funktionale Bezugssystem durchbrochen, und das Ziel der Massage besteht nicht mehr in einer Beeinflussung der Körperfunktion, sondern in einer Veränderung (Befreiung) der Geisteshaltung durch Lösung von Blockaden.

In der Pränataltherapie wird versucht, die während der Schwangerschaft entstandenen Muster von Einstellungen zu verändern. Die Metamorphose bedeutet eine Zustandsveränderung und Gestaltsumwandlung; sie bezieht sich auf das im Zeitpunkt der Empfängnis vorhandene Potential an Lebensenergie. Die Metamorphose ermöglicht durch das Lösen von vorhandenen Blockaden die Bewegung der Lebensenergien in Richtung Wachstum, Vervollkommnung und Erfüllung. Weil hier die eigene Lebensenergie den Heilungsprozeß vorantreibt, kann von Erfolgen bei Therapien von sonst als hoffnungslos eingestuften Fällen berichtet werden; Gaston St. Pierre selbst berichtet in seinem Buch *Metamorphosis* von Epilepsie, Krebs und Autismus. Selbstverständlich sind solche Erfolge nicht der Technik der Massage selbst anzurechnen, sondern sind darauf zurückzuführen, daß die Hilfe so unbegrenzt ist wie die Energie des Lebens selbst.

Wir können diese drei Behandlungsmethoden auf folgende Wirkungsebenen hin unterscheiden:

- Reflexzonenmassage: räumlich-körperliche Ebene (Organe)
- Pränataltherapie: zeitliche Dimension (materielle Manifestation von Energie im Laufe der Zeit, Schwangerschaft)
- Metamorphose-Arbeit: jenseits von Raum und Zeit (Geist und Energie)

Die Entwicklung dieser Therapieformen ist ebenso „logisch" vor sich gegangen wie die Entwicklung z.B. in der Homöopathie. Auch dort erzielt man mit dem geringsten Reiz größte Wirkungen. Auch dort sind in den höchsten Potenzen rein materiell-stofflich wirksame Komponenten nicht mehr nachweisbar; auch dort muß davon ausgegangen werden, daß energetische Muster die Veränderungen bewirken.

Wer ehrlich ist, wird aber zugeben, daß es keine endgültige Erklärung der Wirkungsmechanismen gibt. Wir persönlich können aufgrund unserer Arbeit und Erfahrungen dem energetischen Ansatz sehr viel abgewinnen. Ein Hinweis dafür sind auch Narben, die oft als energetische Störfelder die Arbeit mit den Reflexzonen am Fuß behindern können. Erst nachdem wir diese Narben entstört haben, tritt auch der entsprechende Erfolg ein, weil der Energiefluß sich wieder frei bewegen kann. Aber jeder Behandler wird im Laufe der Zeit eigene Erfahrungswerte sammeln, aufgrund derer er seine Ansichten und Perspektiven entwickelt. Und das ist gut so, solange er seine Ansichten nicht als absolute Wahrheiten anpreist und ständig im Dialog mit Therapeuten und Medizinern sich mit seiner eigenen Arbeit auch kritisch auseinandersetzt.

Zoneneinteilung

Die Zoneneinteilung des Körpers

Die Füße sind ein Spiegelbild der gesamten Körper-Geist-Seele-Einheit. Wir können unsere Füße wie eine Landkarte betrachten und einteilen. Bei der Behandlung der Reflexzonen sind die Füße unser verläßlichster Wegweiser, obwohl wir nicht den Fehler machen dürfen, uns auf sie allein zu konzentrieren.

Nach der Zonentherapie von Dr. Fitzgerald wird der menschliche Körper in 10 Längszonen unterteilt. Diesem Rasterbild entsprechend werden auch die Füße in 10 Rasterfelder unterteilt. Die Linien, welche die Zonen markieren, führen vom Scheitel bis zur Sohle, vom Kopf bis in die Finger. Die genaue Rekonstruktion der Entstehung bzw. Entdeckung dieser Zoneneinteilung ist unsicher; für unsere Arbeit am Fuß bietet diese Unterteilung eine großartige Orientierungshilfe. Die Längseinteilung kann durch eine zusätzliche Quereinteilung ergänzt werden. Diese Einteilung erlaubt es uns, den Körper bzw. die entsprechenden Reflexzonen am Fuß in *Längs-* und *Querzonen* zu systematisieren. Nehmen Sie sich die Zeit, und machen Sie sich einmal mit der Anatomie eines Fußes vertraut; ertasten Sie sich alle Einzelheiten, und Sie werden staunen, wie wenig Sie eigentlich über diese großartige Konstruktion mit den vielen Einzelknochen und Gelenken Bescheid wissen.

Aus den Abbildungen auf Seite 44 und 45 ist ersichtlich, daß die Querzonen leicht fixierbaren und anatomischen Linien entsprechen.

Eine solche Einteilung in Längs- und Querzonen des Körpers mit der entsprechenden („reflektierten" oder „abgebildeten") Unterteilung des Fußes macht es eigentlich einfach, uns im Fuß als Projektion der körperlichen Ganzheit zurechtzufinden. Reflexzone am Fuß oder Körperzone sind jeweils an der entsprechenden Lage im Rasterbild der Zonen wiederzufinden.

Quer-zone	Lage der Querzone	entsprechende Organgruppe	Bereich der reflektorischen Zonen am Fuß
A	Bereich oberer Schultergürtel	Kopf- und Halsorgane	Bereich der Zehenglieder
B	unterer Rippenrand	Organe des Brustraumes und des Oberbauches	Mittelfuß-knochenraum, LISFRANCsche Gelenkslinie
C	Bereich des Beckens, Beckenboden	Bauch- und Beckenorgane	Fußwurzel, innerer und äußerer Knöchel

Zwei Beispiele:

- *Wirbelsäule*
  Die Wirbelsäule (Columna vertebralis) findet sich im Rasterbild der Körperzonen entlang der zu beiden Hälften gehörigen Zone 1 und liegt dementsprechend an beiden Füßen an der Fußinnenseite (medial) entlang dem Längsgewölbe in allen Querzonen (A, B, C).

- *Lunge*
  Die Lunge (pulmo, pulmones) ist mit den zwei Lungenflügeln ein paarig angelegtes Organ in den Körperzonen 1—5 in der zweiten Querzone. Ebenso finden wir die „Lunge" als Reflexzone im Bereich der 5 Mittelfußknochen oberhalb der Lisfrancschen Gelenkslinie (Längszonen 1—5 und Querzone B).

Knochenaufbau des Fußes — Fußrücken

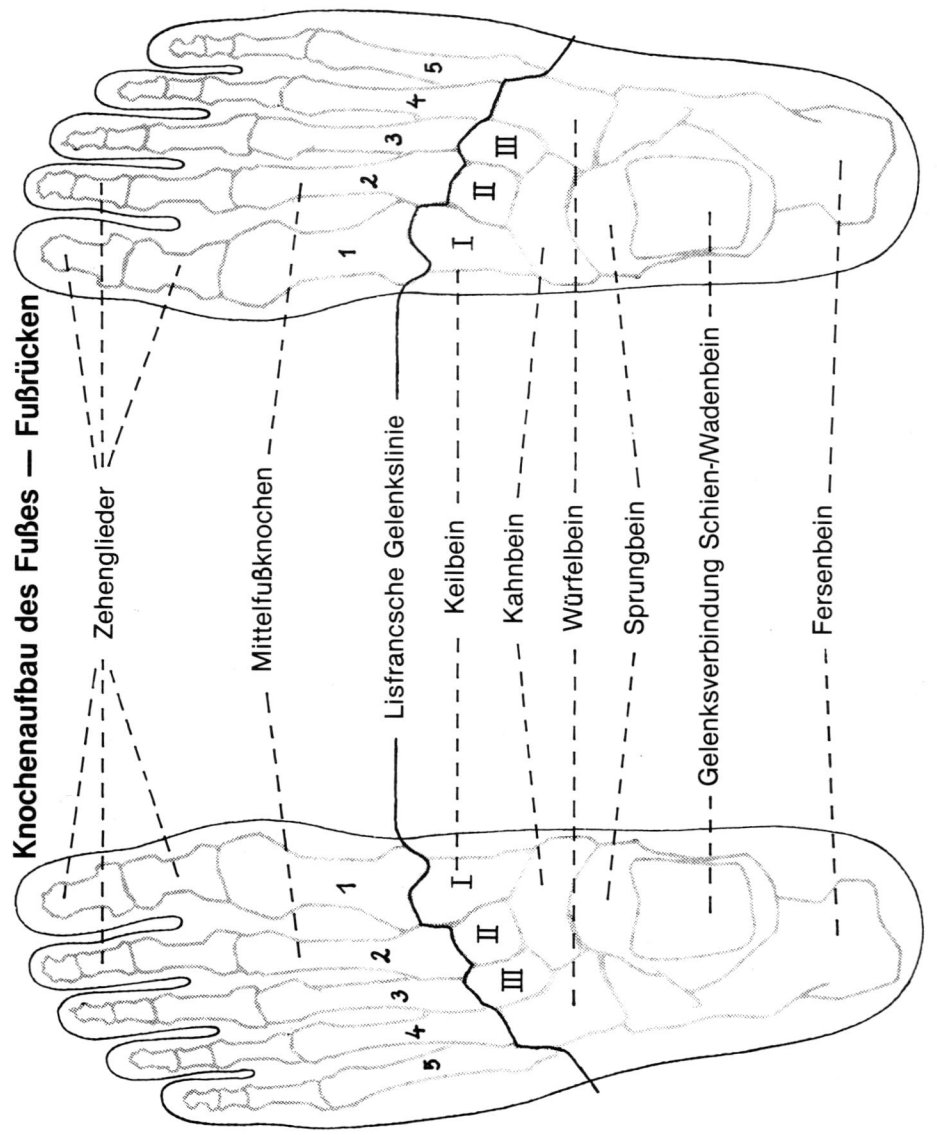

Zehenglieder

Mittelfußknochen

Lisfrancsche Gelenkslinie

Keilbein

Kahnbein

Würfelbein

Sprungbein

Gelenksverbindung Schien-/Wadenbein

Fersenbein

Knochenaufbau des Fußes — Fußsohle

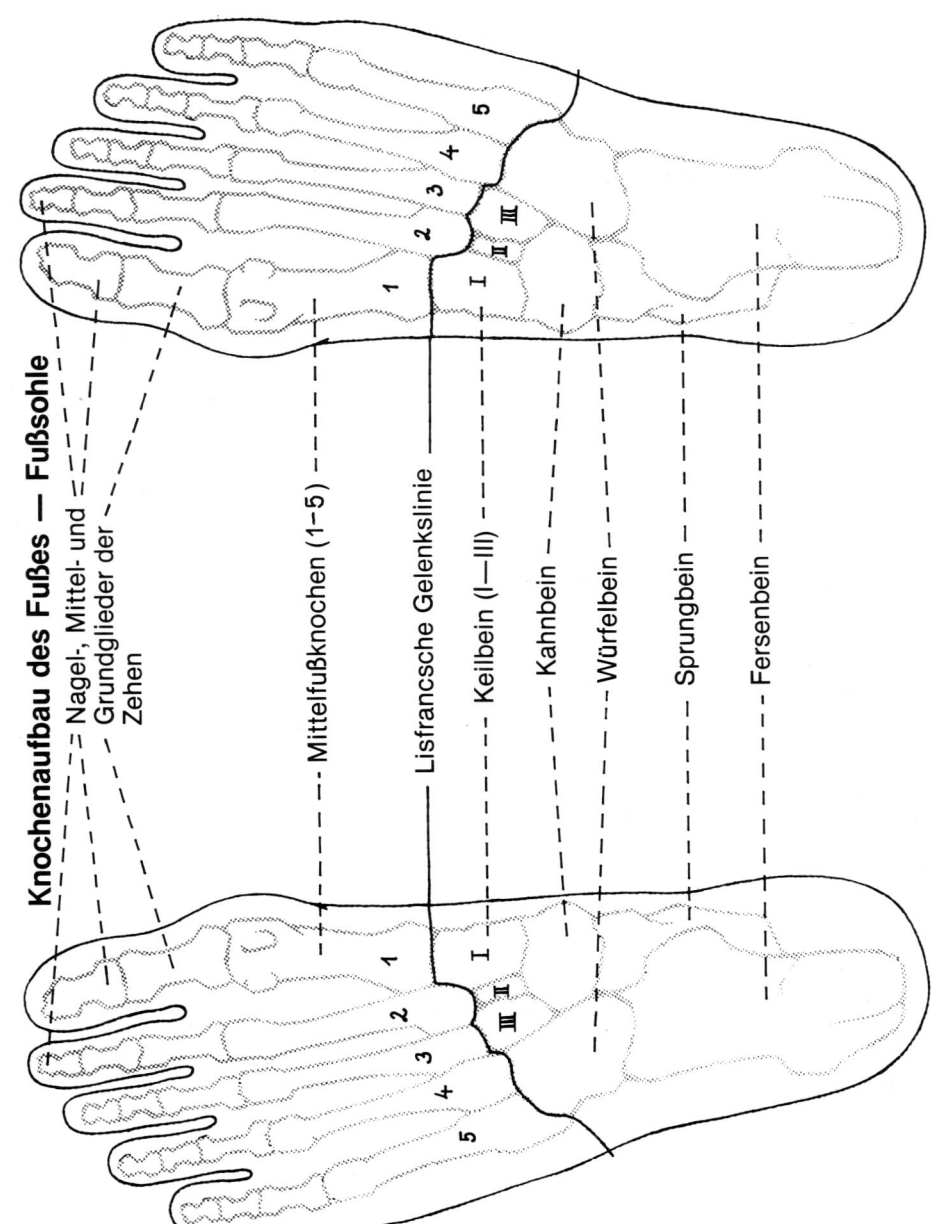

Nagel-, Mittel- und Grundglieder der Zehen

Mittelfußknochen (1–5)

Lisfrancsche Gelenkslinie

Keilbein (I—III)

Kahnbein

Würfelbein

Sprungbein

Fersenbein

Knochenaufbau des Fußes — Fußaußenseite

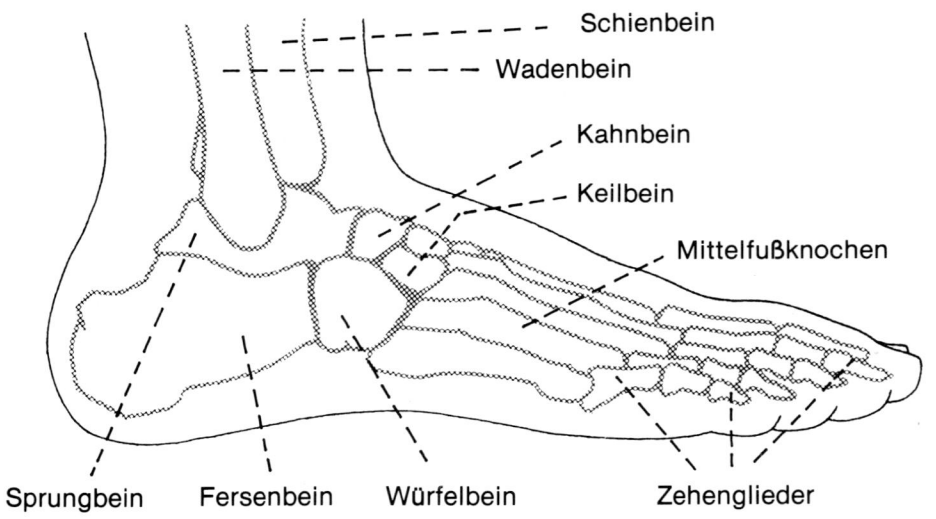

Schienbein
Wadenbein
Kahnbein
Keilbein
Mittelfußknochen

Sprungbein Fersenbein Würfelbein Zehenglieder

Knochenaufbau des Fußes — Fußinnenseite

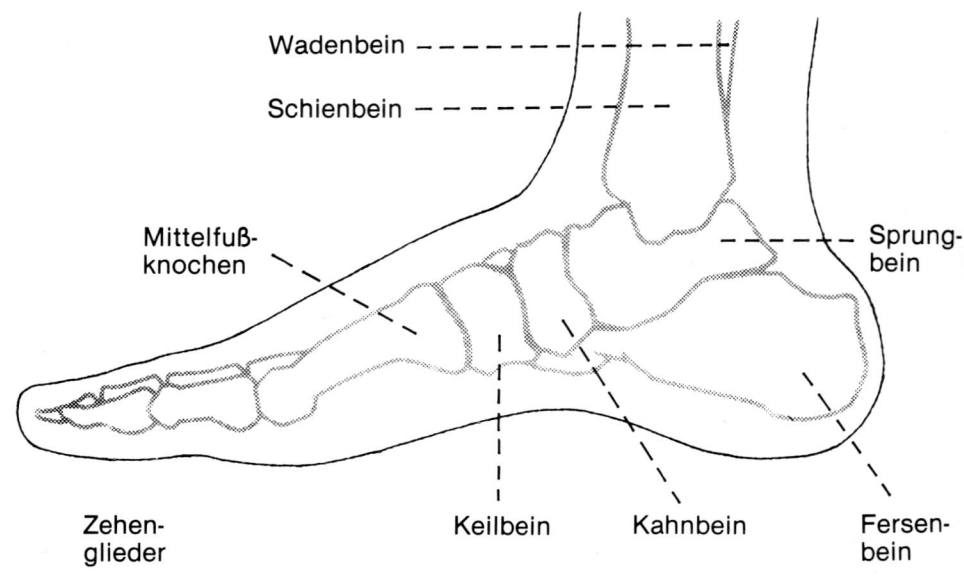

Wadenbein
Schienbein

Mittelfuß-
knochen

Sprung-
bein

Zehen-
glieder Keilbein Kahnbein Fersenbein

Der Fuß als Traggerüst

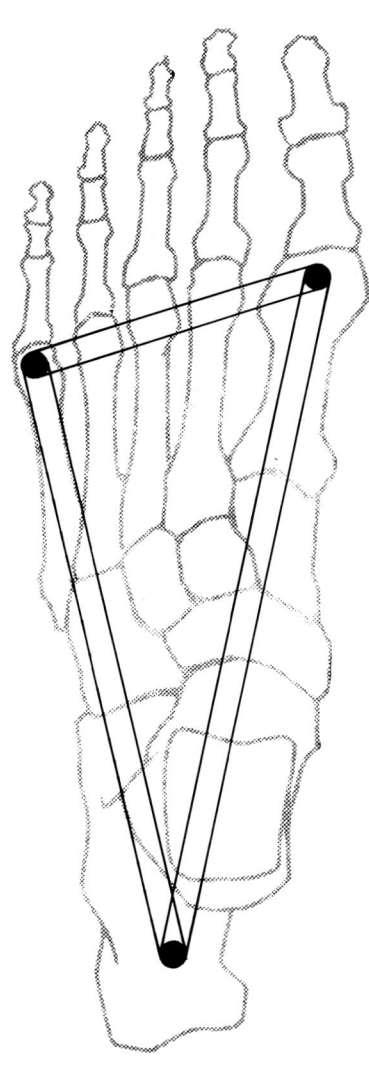

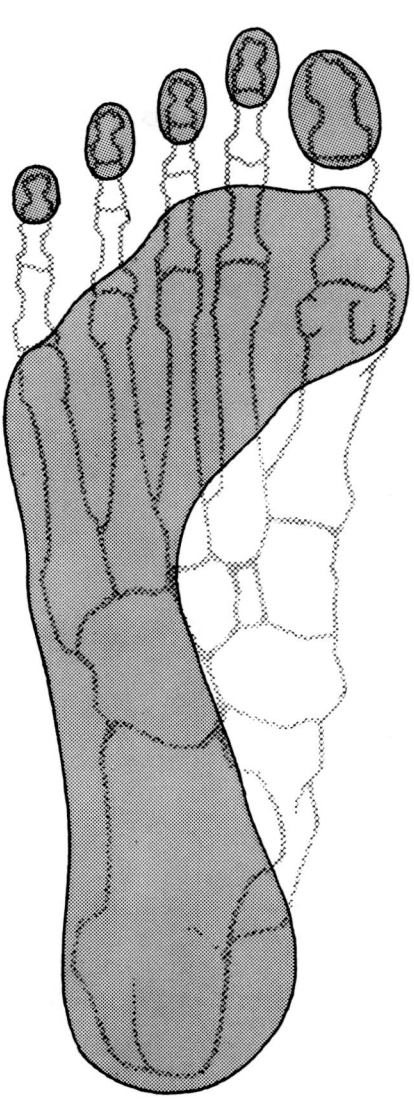

Tragende
Auflagepunkte
des Fußes

Durch Weichteile
unterstützte
tragende Fläche

43

Das Fußpaar als Spiegelbild der Körperhälften

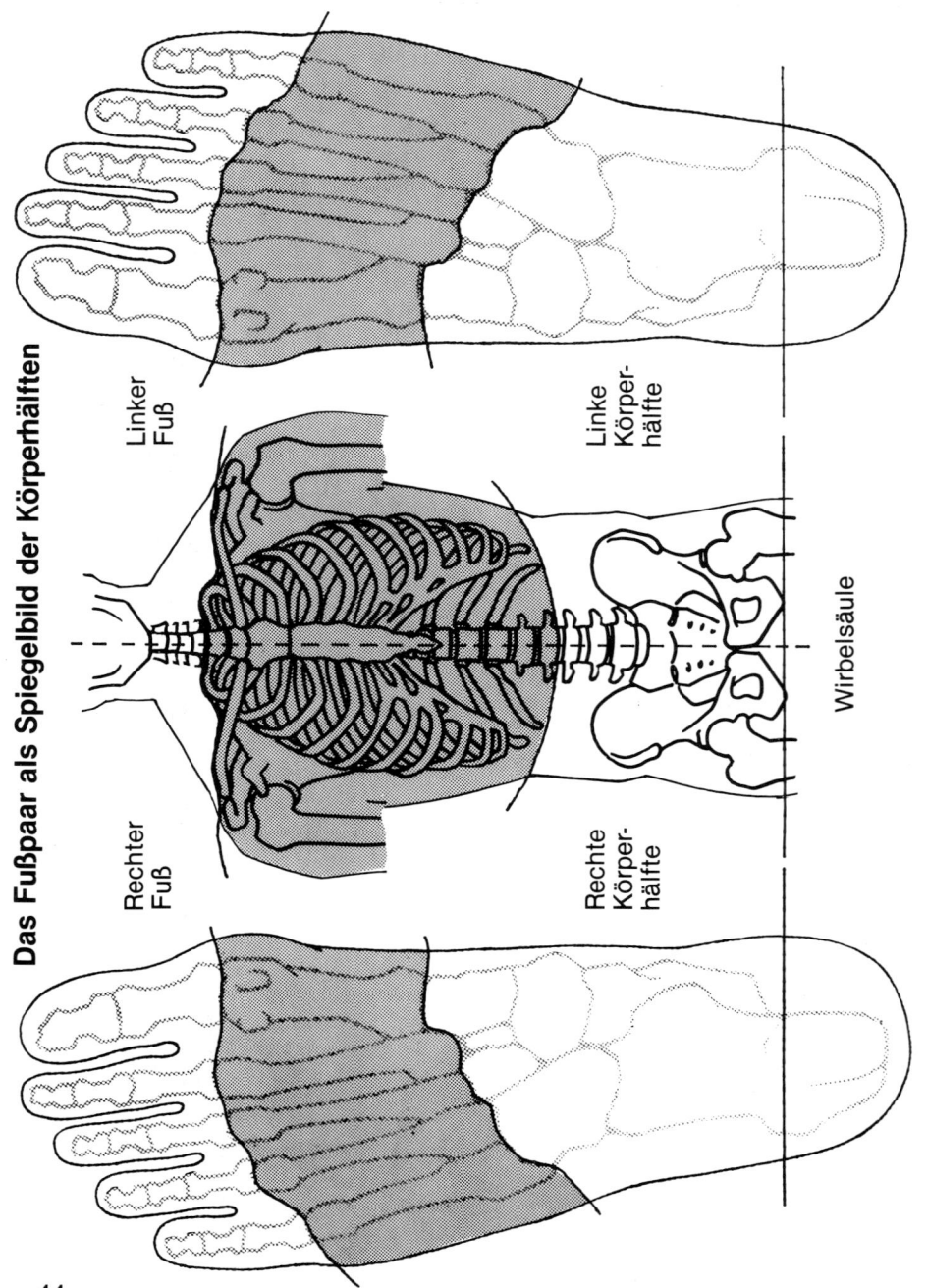

Linker Fuß

Linke Körper-hälfte

Rechter Fuß

Rechte Körper-hälfte

Wirbelsäule

Entsprechung von Längs- und Querzonen in Körper und Fuß

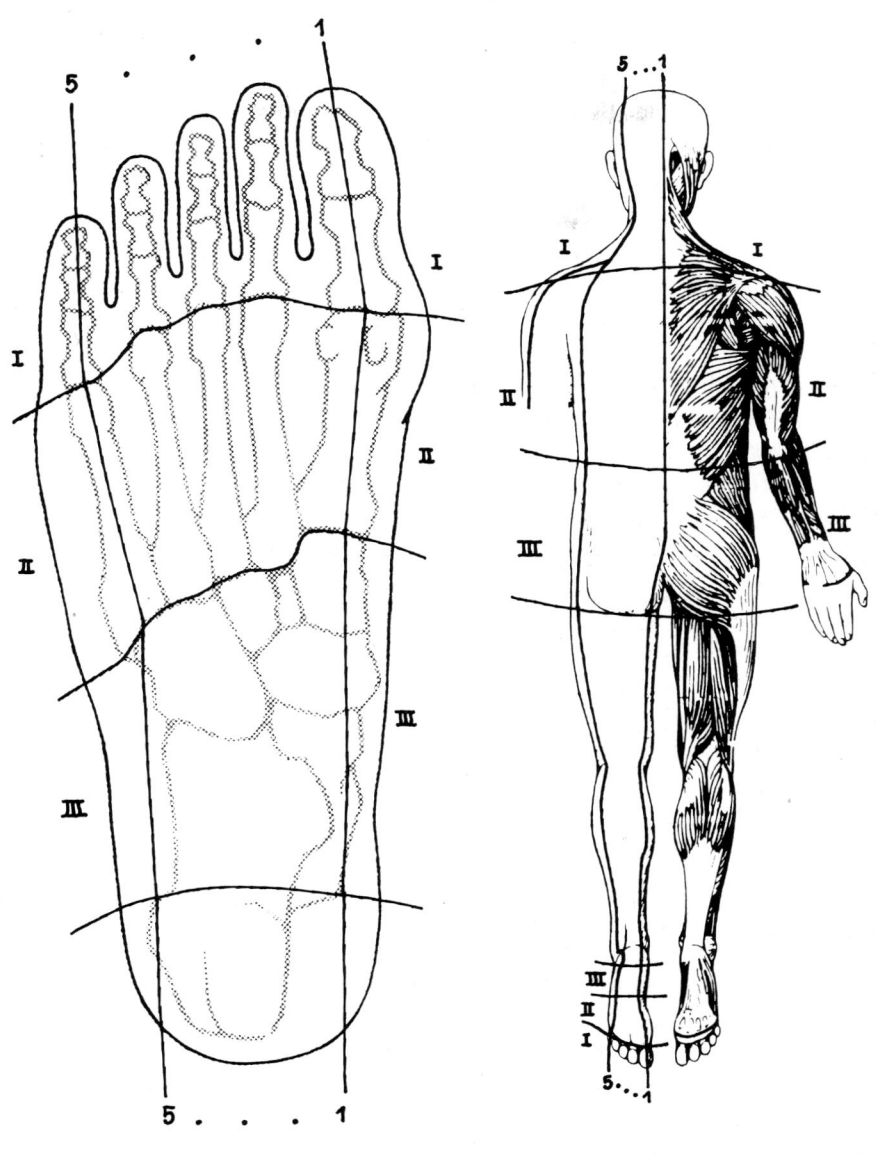

Rechter Fuß — Fußsohle
(plantar)

Körper — Rückenansicht
(dorsal)

Die Bedeutung der „Zone"

Mit der Massage der Reflexzonen betreiben wir keine mechanisch-technische Reparatur von außen, sondern wir aktivieren und harmonisieren die körpereigenen Lebensenergien und Heilkräfte. Wenn wir die Reflexzonen an den Füßen massieren, dann massieren wir u. a. Bindegewebe, arbeiten entlang von Akupunktur-Meridianen, ohne aber im eigentlichen Sinne Bindegewebsmassage oder gar Akupunktmassage zu praktizieren. Wir setzen in einer bestimmten Zone am Fuß einen Reiz, der aufgrund der reflektorischen Koppelung in einem entsprechenden Bereich des Körpers Wirkung zeigt. Solche reflektorischen Zusammenhänge sind auch der Schulmedizin hinreichend vertraut. Die Headschen Zonen z. B. sind segmentale Bezirke der Körperhaut, die bestimmten inneren Organen zugeordnet sind und bei Erkrankung dieser Organe in charakteristischer Weise schmerzempfindlich werden.

Reflexzonenmassage (im angloamerikanischen Raum *reflexology* genannt) beruht auf dem Konzept der Körperzonen und versteht den Reflex als „Abbild" gewisser Körperteile, Organe, Körperzonen auf dem Fuß, als Projektion größerer Abschnitte auf eine kleinere Fläche. Solche Projektionen sind aber nicht nur auf der Fußsohle zu finden, sondern Reflexzonen gibt es am ganzen Fuß (Fußsohle, Fußrücken, Innen- und Außenseite — bis über die Knöchel). Es gibt auch Reflexzonen an der Hand, auf der Nase und am Ohr.

Es kann nicht oft genug betont werden, daß es sich hierbei aber stets um *Zonen* handelt, also um bestimmte Bereiche und Flächen, aber keineswegs um festgelegte Punkte. Diese Zonen können auch je nach individueller Konstitution etwas differieren und leicht unterschiedlich angeordnet sein. Wir haben es nicht mit streng abgegrenzten, ein für allemal festgelegten Punkten zu tun, sondern immer mit sich teilweise überschneidenden, überlappenden und ineinander übergreifenden Bereichen, und es liegt in der erfahrenen Hand des Therapeuten, sich diese Zonen zu ertasten, in diesen Bereichen mit seiner Hand therapeutisch einzugreifen und je nach Störung einer schmerzenden Zone entsprechende Reize für die reflektorisch zugeordnete Körperzone zu setzen.

Wir möchten hier nochmals darauf verweisen, daß wir dem Schmerz positiv begegnen; er ist als „Wächter der Gesundheit" ein Freund des Menschen. Auf dem gestörten Verhältnis zum Schmerz basieren viele

Behandlungen auf einer falschen Grundlage: Sie bekämpfen den Schmerz als Symptom. Bei der Reflexzonenmassage zeigt uns der Schmerz am Fuß direkt eine Fehlerquelle an; das Alarmsignal blinkt an der richtigen Stelle, und es wäre gänzlich falsch, würden wir nur die Alarmglocke ausschalten und schon meinen, damit sei auch der Fehler behoben, der den Alarm auslöste. Wir können dazu aus eigener Praxis ein eindrucksvolles Beispiel anführen: Eines Tages erschien im Institut eine Frau, die schon viele Untersuchungen über sich hatte ergehen lassen, sich überall am Körper irgendwie krank fühlte und scherzend am Massagetisch sagte, das einzig Gesunde an ihr seien die Zähne, mit denen hätte sie keinerlei Probleme. Der Tastbefund über die Füße dieser Frau „erzählte" genau das Gegenteil. Die einzig wahren Belastungen zeigten sich in den reflektorischen Zonen der Zähne. Nach einer gezielten Aktivierung der gestörten Zonen begab sich diese Frau aufgrund von auftretenden Schmerzen innerhalb weniger Stunden in zahnklinische Behandlung. Viele verdeckte oder verschleppte Probleme mit den Zähnen (Entzündungsherde) hatten die körperlichen Beschwerden ausgelöst. Seit dieser Behandlung ist die Frau beschwerdefrei; auch die sonst üblichen Rheumaschübe bleiben seit vier Jahren aus.

Fußpaar und Körperbild

Der linke und der rechte Fuß sind als einheitlicher Bereich aufzufassen, in welchem der Körper als Ganzheit sich wiederfinden läßt. In beiden Füßen gemeinsam findet sich also das Abbild des Körpers und nicht in jedem einzelnen Fuß.
Dabei haben folgende Aussagen Gültigkeit:

* Entsprechend der uns schon bekannten Einteilung des Körpers in Längs- und Querzonen befindet sich jedes Organ als Reflexzone im zugeordneten Zonenbereich des Fußes.
* Reflexzonen am Fuß überlagern sich gemäß den anatomischen Voraussetzungen, z.B. Herz hinter Lungenflügel.
* Die rechte Körperhälfte ist reflektorisch im rechten Fuß zu finden, die linke Körperhälfte im linken Fuß.

- Paarig im Körper anzutreffende Organe (z.B.: Lungenflügel, Nieren, Eierstöcke) sind in beiden Füßen zu finden; einzelne Organe finden sich analog zur Anatomie links oder rechts im Fuß (z.B.: Herz, Leber).
- Die Lage der Organe (innen/außen) widerspiegelt sich ebenso in den Reflexzonen (mediale Lage: zur Fußmitte hin / laterale Lage: von der Mitte weg, außen; z.B.: Speiseröhre, Schultergelenk).
- Reflexzonen der Organe — die den Schwerpunkt dieses Buches bilden — lassen sich eher an der *plantaren* Seite (Fußsohle) des Fußes ertasten. Nerven, Muskulatur und Knochen sind besser an der *dorsalen* Seite (Fußrücken) zu behandeln.
- Die Reflexzonen am Fuß weichen in ihrer Größe oft von der Ausdehnung des dazugehörigen Organs ab. Für die therapeutische Wirksamkeit bei der Behandlung dieser Zonen ist dies aufgrund der gesamtordnenden Wirkung der Massage ohne Bedeutung.

Grundsätzliches zur Reflexzonenmassage

Die Einstellung des Behandlers

Oft will man zuviel helfen, man will sozusagen Heilung oder Besserung erzwingen, und dieser Zwang wirkt sich auf die ganze therapeutische Arbeit aus. Körperliche und geistige Verspannungen des Massierenden bei der Arbeit übertragen sich und sind zusätzliche Blockaden, welche die Wirkung der Massage negativ beeinflussen können. Im *Bhagavadgita* lesen wir: „Das Werk zu tun sei dein alleiniges Bedürfnis, um die Früchte daraus kümmere dich nicht." Das heißt für die Reflexzonenarbeit: Wir brauchen nicht das Ziel verfolgen, ein Leiden oder ein Symptom zum Verschwinden zu bringen. Im Zentrum unseres Bemühens steht der Mensch selbst. Wir vertrauen einzig und allein auf seine Lebenskraft. Und dieses Vertrauen sollen wir dem Behandelten weitergeben können. Viele Menschen suchen nur allzu oft Hilfe von außen und sind zuwenig bereit, Eigenverantwortung zu übernehmen. Die richtige Einstellung des Therapeuten, ein grenzenloses, zweifelsfreies, von allem Wollen gelöstes Vertrauen in die Lebensenergien und Selbstheilungskräfte können viel dazu beitragen, die Selbstbestimmung des Hilfesuchenden zu fördern. Wenn ein Mensch Hilfe sucht, ist er leicht beeinflußbar, und nur allzu leicht machen wir den Fehler, diesem Menschen unsere Vorstellungen von dem aufzuzwingen, was wir uns denken, daß es richtig sei.

Trotz großer Erfahrung und Menschenkenntnis bleibt aber eine solche Vorstellung immer die begrenzte Vorstellung des Behandlers, und nur die Lebenskraft des Behandelten weiß letztendlich, was richtig ist. Wir beschränken uns darauf, sie von ihren Blockaden zu lösen, sie zum Fließen zu bringen. Sonst könnte es passieren, daß sich die Lebenskraft des Patienten dem Willen des Behandlers widersetzt und die Arbeit keine Fortschritte zeigt. Ist ein Behandler wirklich einmal in der Situation, daß sich kein Erfolg in seiner Arbeit zeigt, so muß er sich auch die Frage stellen, ob er wohl die richtige Einstellung zu seiner Tätigkeit hat. Wir handeln bei der Reflexzonenmassage nämlich nicht gemäß irgendeiner Vorstellung oder gar für den Patienten, indem wir ihm die Verantwortung für die persönliche Entwicklung oder Heilung abnehmen, sondern wir schaffen nur die Möglichkeit zum „Handeln" der eigenen Lebenskräfte, indem wir sie entsprechend freilegen oder bei ihrer Aktivierung unterstützen.

Die Lage des Behandelten

Die richtige Lagerung des Behandelten ist ein wesentlicher Bestandteil für den Erfolg der Reflexzonenmassage. Die wichtigsten Punkte sind hier (im Prinzip wie bei jeder anderen Massage auch) folgende:

* eine weiche, bequeme Massageliege; wenn möglich mit verstellbarem Kopf- und Fußteil
* Knie- und Nackenrollen zur Unterstützung einer entspannten Haltung
* ein heller, freundlicher und ruhiger bzw. gut gelüfteter und warmer Raum (oder eine dem Patienten bekannte und vertraute Atmosphäre, z.b. bei ihm zu Hause)
* genügend Platz für eine bequeme, entspannte Lage des Behandelten auf der Liege und ebenso für ein entspanntes, gelöstes Arbeiten des Behandlers

Der Behandelte soll eine für ihn möglichst entspannende Lage einnehmen (keine beengenden Kleidungsstücke, eventuell Decke). Kleidungsstücke (Unterkleider, Büstenhalter, Mieder u. dgl.), welche das freie Fließen des Atems hemmen können, sollen abgelegt werden. Für Patienten, denen eine lockere, entspannte Lage der Füße am Anfang der Behandlung eher Schwierigkeiten bereitet, soll eine Decke bereitliegen, die ihnen die leichte Auswärtsdrehung der Füße ermöglicht.
Die Massage am liegenden Patienten ist auf alle Fälle vorzuziehen; sitzt der Patient, so erschweren der Hüftknick und durchhängende Kniekehlen die Arbeit enorm; die Beine sollen etwas höher liegen als das Gesäß.
Wichtig ist, daß sich der Patient in leicht erhöhter Rückenlage befindet, damit der für das Vertrauensverhältnis Therapeut—Patient so enorm wichtige Blickkontakt möglich ist. Außerdem kann der Behandler unmittelbar an der Reaktion des Patienten (mimisch) ablesen, wie er seine Behandlung gestalten muß.

Der Massagegriff

Das einzige Werkzeug, das wir brauchen, sind unsere Hände. Mit „Werkzeug" verbinden wir zunächst vielleicht etwas Technisches. Der Massagegriff der Reflexzonenbehandlung hat aber schon vom Konzept der Theorie her nichts mit Bedeutungsinhalten wie „Technik", „Mechanik", „Druck" zu tun, sondern er ist — entsprechend der natürlichen menschlichen Bewegung — von Natur aus ein Ausdruck des Gebens und Nehmens; er ist Symbol für persönliche Zuwendung.

Die Bewegungen der massierenden Hand sind dynamisch, fließend und passen sich weitgehend dem behandelten Fuß an. Der Kontakt zum Fuß ist immer so, daß dieser in den Gelenken locker bleibt und der massierenden Hand in ihrer Bewegung entgegenkommt. Der Fuß ist also kein starr fixiertes Etwas in der Massage, sondern bewegte Hände und massierter Fuß bilden eine Einheit im Prozeß der Reflexzonenarbeit.

Obwohl die ganze Hand des Behandlers von enormer Wichtigkeit ist, nimmt der Daumen eine Sonderstellung ein. Überträger des eigentlichen therapeutischen Bewegungsreizes ist der Daumen (Kontaktstelle: Daumenkuppe), wobei die Bewegungsenergie aber aus dem Zentrum Handmitte zu fließen beginnt — alles andere wäre zu sehr im Bereich der mechanischen Massage.

Die Daumenkuppe tastet sich mit einer dem Patienten angepaßten Intensität in das Fußgewebe vor; immer in dynamischer, entspannter Bewegungsabfolge, bis die Daumengelenke entsprechend abgewinkelt sind. Die Gelenke dürfen aber nie völlig abgewinkelt oder abgeknickt werden. Der Daumen arbeitet locker, fließend, dynamisch, in ständiger Längsbewegung. Durch diese Beweglichkeit in den Gelenken (ähnlich der Fortbewegung von Raupen und Würmern) geht der massierende Daumen sozusagen seinen eigenen Weg. Diese Bewegung ist gekennzeichnet von einem ständigen Wechsel von Spannung und Entspannung, und wir können von einer aktiven Phase (Eindringen, Vortasten in die Gewebetiefe des Fußes) und einer passiven Phase sprechen. In dieser passiven Phase wird der Daumen in seine Ausgangsstellung zurückgeführt, ohne daß dabei das Gelenk ganz durchgestreckt wird. Durch diese Rückführung ergibt sich im Bewegungsfluß fast automatisch auch die rhythmische Fortbewegung der massierenden Hand. Der gleichmäßige, dynamische Bewegungsrhythmus ergibt die so wirksame energetische Harmonisierung im massierten Gewebe.

Der Bewegungsablauf der massierenden Hand ist immer (analog der natürlichen Dynamik) nach *vorwärts* orientiert. Die fließende Bewegung erlaubt es auch, daß während der Massage der Hautkontakt Hand/Fuß nie unterbrochen werden muß (siehe S. 179).

Der massierende Daumen wird nie bis zum rechten Winkel abgeknickt, denn durch die damit verbundenen harten und eckigen Bewegungen würde der Behandler vom ergonomischen Aspekt her überlastet, und der Behandelte würde mit Verspannungen reagieren (z.b. Eindringen des Daumennagels).

Wie man in der Praxis bald bemerkt, ist der Arbeitsgriff äußerst anpassungs- und wandlungsfähig. Damit haben wir die Möglichkeit, unsere Arbeit jeweils nach Bedarf und aktuellem Zustand auszurichten und den therapeutischen Reiz dem jeweiligen Erscheinungsbild der Störung und der menschlichen Empfindsamkeit anzupassen.

Die Hand ist für die Reflexzonenmassage nicht nur „Massagewerkzeug", sondern wir besitzen mit ihr auch ein wichtiges Mittel für das Einfühlungsvermögen. Dieses Einfühlungsvermögen ist bei jedem Behandler ein wesentlicher Aspekt seiner Arbeit und wird sich im Laufe der Zeit mit der praktischen Auseinandersetzung verfeinern und weiterentwickeln.

Es gibt kein allgemeingültiges Maß hinsichtlich Arbeitstempo, Kraftaufwand, Druckintensität, Rhythmus usw. Erst die Erfahrung und die Praxis lehren das — im wahrsten Sinne des Wortes — notwendige „Fingerspitzengefühl".

Zu Beginn der Massagetätigkeit an den Reflexzonen wird man sehr viel Vorsicht walten lassen und seine Aufmerksamkeit verstärkt auf die Reaktionen des Behandelten richten, um wertvolle Hinweise auch für das weitere Vorgehen bei der Massage (speziell im Hinblick auf Dosierung) zu erhalten.

Der „normale" dynamische Massagegriff kann auf zwei Arten eingesetzt werden:

- *Aktivierung* (Tonisierung, Kräftigung, Stärkung)
  Durch „kräftige" wellenförmige Massagerhythmik wird das behandelte Gewebe (die entsprechende Zone) energetisch harmonisiert und die Eigenfunktion bzw. Eigenversorgung unterstützt.

Empfohlene Bewegungsrichtungen bei der Massage

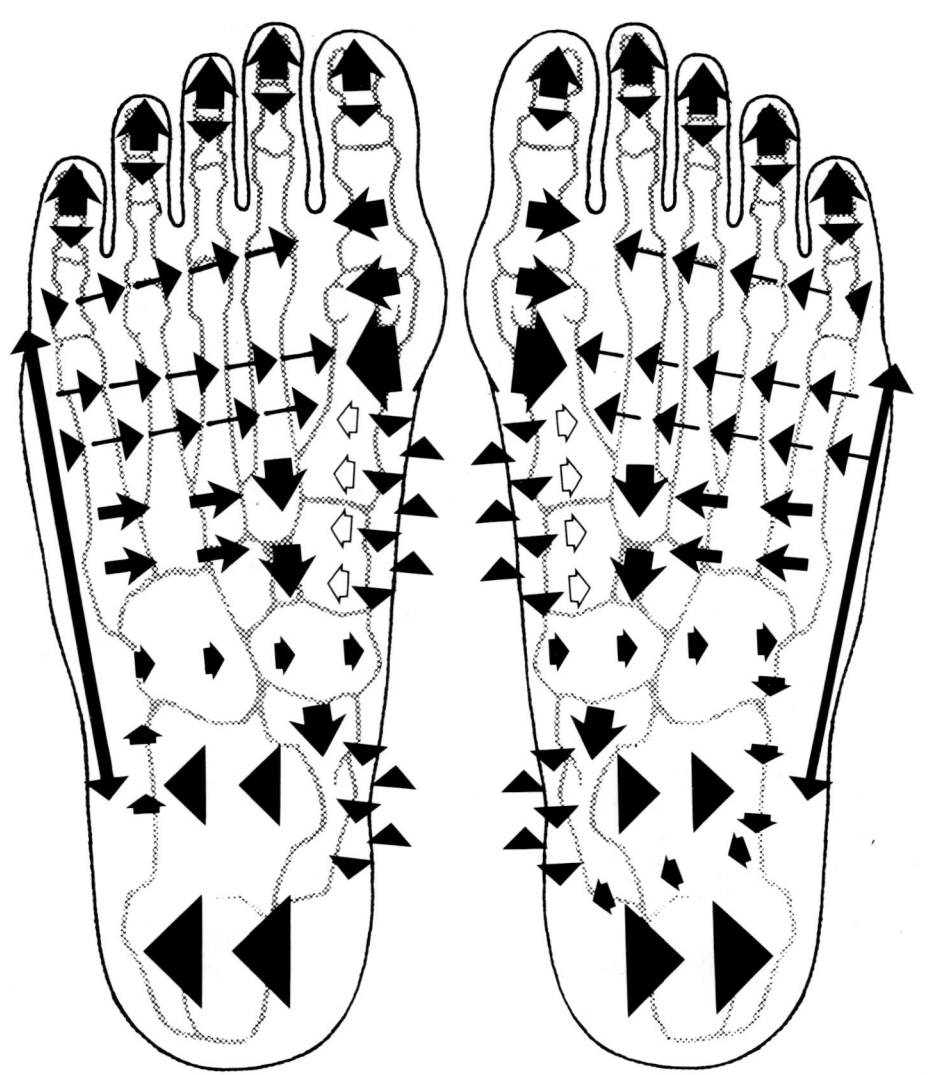

Fußsohle

Empfohlene Bewegungsrichtungen bei der Massage

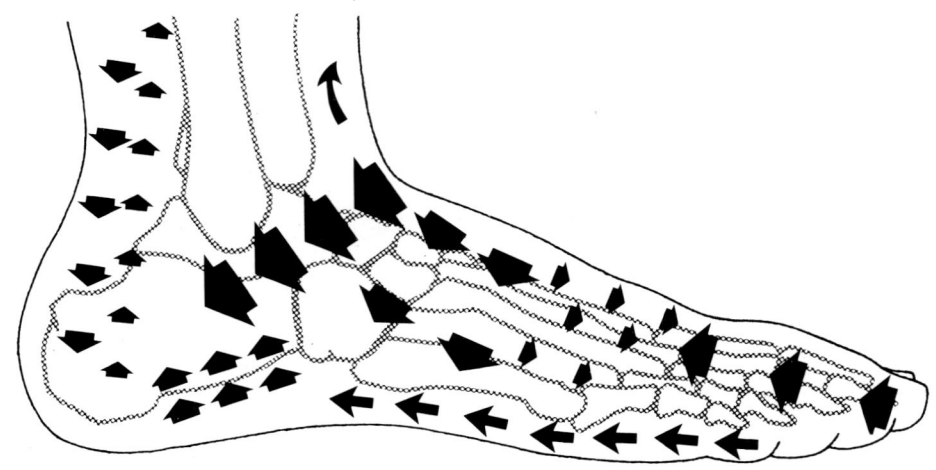

Fußaußenseite

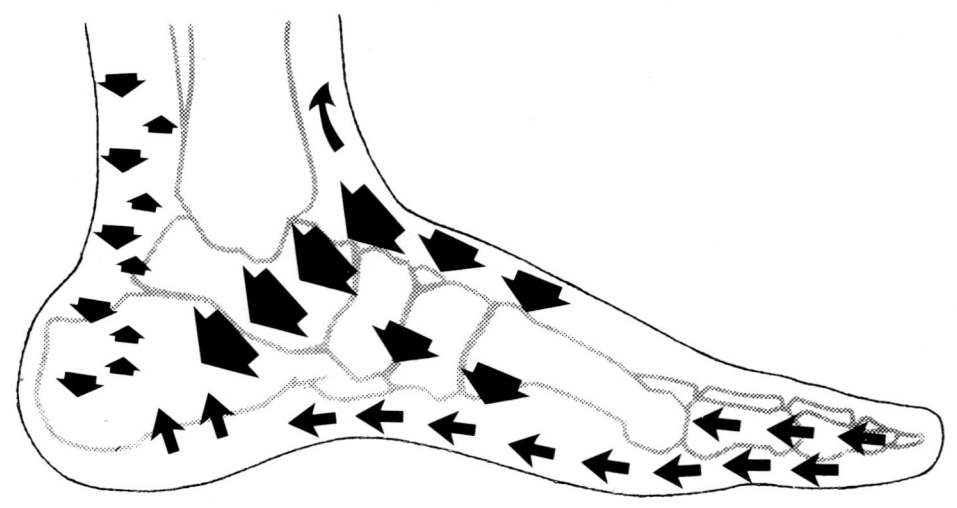

Fußinnenseite

- *Beruhigung* (Sedierung, Dämpfung)
  Kräftiger, konstanter Druck bei ruhiger Daumenstellung (1—2 Minuten), vor allem bei Behandlung akuter Störungen (Koliken, Neuralgien, Blutungen, Zahnschmerzen) sowie bei Behandlung von Nervenpunkten und verspannten Muskelzonen; wirkt beruhigend und entspannend.

Generell läßt sich für die Bewegungsrichtung beim Ablauf der Massage folgende Empfehlung geben: Die Richtung, in der die Zonen durchgearbeitet werden, ist sekundär und ergibt sich in der Praxis eigentlich von selbst aus der Lage der Zonen.

Der Behandlungsbeginn

Bei der Lagerung des Behandelten in der schon beschriebenen bequemen Lage ist darauf zu achten, daß die Füße für den Behandler, der aufrecht und entspannt (am besten auf einem drehbaren Hocker) sitzen soll, in angenehmer Entfernung gut erreichbar sind. Auf keinen Fall sollen die zu behandelnden Füße auf den Oberschenkeln des Behandlers ruhen. Die Lagerung des Behandelten muß es diesem ermöglichen, die Massage geschehen zu lassen, sich der Behandlung von innen her zu öffnen, und darf daher auf keinen Fall den Eindruck des hilflosen Ausgeliefertseins erwecken. Der Patient muß auch immer die Möglichkeit haben, „sich" (den Fuß) zurückziehen zu können.
Der erste Kontakt (neben dem Blick- und Gesprächskontakt) von den Händen des Behandlers zu den Füßen des Behandelten wird mit *Streichungen* hergestellt.
Diese Streichungen haben aber nicht nur die Funktion, körperlichen Kontakt und therapeutisches Vertrauen aufzubauen, sondern geben dem Behandler zugleich auch wichtige Informationen über:

- die Temperatur des Fußes
- den statischen Aufbau des Fußes
- den Gewebetonus des Fußes
- den Zustand der Haut auf dem Fuß

Bei der ersten „Behandlung" versucht man, ein möglichst umfassendes Bild vom Behandelten zu bekommen. Die erste Sitzung wird also der Erstellung eines „Befundes" dienen. Wir bekommen diese Informationen über das „Befinden" des Patienten durch:

- Sichtbefund
- Tastbefund

Während des ersten systematischen Durcharbeitens der Reflexzonen sollen zwischendurch immer wieder Streichungen des Fußes eine entspannte Atmosphäre herstellen und das Vertrauen bzw. den körperlichen Kontakt zum Behandler stärken. Wichtige Informationen über den Patienten werden schriftlich aufgezeichnet und haben den Vorteil, daß sich der Behandler bei der weiteren Arbeit schnell Wesentliches in Erinnerung rufen kann. Solche Aufzeichnungen dürfen aber den verantwortungsvollen Behandler nicht davon abhalten, sich jedes Mal neu zu informieren, und zwar aus erster „Hand". Von Behandlung zu Behandlung wird nämlich die Ausgangs- und Reaktionslage des Patienten verschieden sein. Solche Aufzeichnungen haben also in erster Linie Orientierungscharakter.
Der schon erwähnte *Sichtbefund* allein hat allerdings keine alleinige Gültigkeit und ist vor allem als Ergänzung zum *Tastbefund* (erstes systematisches Durcharbeiten der Reflexzonen) zu sehen.
Neben dem eigentlich gleichen anatomischen Aufbau zeigt der Fuß eines Menschen ganz individuelle, für die Person jeweils charakteristische Merkmale.
Und genau diese persönlichen Eigenheiten sind einer der faszinierendsten Aspekte der Reflexzonenmassage. Wenn Sie im Kurs bzw. in der praktischen Arbeit immer mehr lernen, diese ganz persönlichen Zeichen zu lesen und zu deuten, so wird Sie der Fuß eines Menschen nie „langweilen"; jeder Fuß hat wie der dazugehörige Mensch seine eigene Lebensgeschichte, die er „erzählt" — man muß nur „lesen" lernen!
Der beste Weg zum Verstehen des Menschen führt über die „Befindlichkeit". Und über diese äußert sich jeder Mensch selbst. Wir müssen nur hinhören und verstehen lernen, denn nur vom Menschen selbst erfahren wir den Schlüssel zu seiner Heilung. Ken DYCHTWALD schreibt in seinem *Körperbewußtsein,* daß persönliche Haltungen und Vorstellungen

nicht nur auf die Funktionstüchtigkeit des menschlichen Organismus wirken, sondern ebenso auch auf die Art, wie er geformt und strukturiert wird. In der *Bioenergetik* von Alexander LOWEN lesen wir, daß der Mensch die Summe seiner Lebenserfahrungen ist; jede einzelne Lebenserfahrung ist in seiner Persönlichkeit gespeichert und in den Körper eingefügt. Wie ein Holzfäller die Lebensgeschichte eines Baumes an den Jahresringen ablesen kann, so ist es auch möglich, die Lebensgeschichte eines Menschen von seinem Körper abzulesen.

Nach entsprechender Übung kann jeder seinen Erfolg und seinen Fortschritt bei der Arbeit mit den Reflexzonen beobachten, und es ist ein schönes Gefühl, den Erfolg seiner Arbeit sozusagen „in den Händen" zu halten.

Mit dem *Sichtbefund* bekommen wir Informationen über:

- das Knochengerüst
- den Zustand des Gewebes
- die Hautbeschaffenheit

Das *Knochengerüst des Fußes* ist von Bedeutung als tragender Teil für den ganzen Menschen. Aus der Chiropraktik und der Orthopädie wissen wir um die Bedeutung der statischen Zusammenhänge von Fußskelett und Knochengerüst. Abnormitäten im Fußskelett können aufgrund blockierter Versorgung große Störungen in den Reflexzonen zur Folge haben. (Z.B. können sich Abnormitäten/Verformungen des Quergewölbes in den Reflexzonen des Schultergürtels als belastender Faktor für die volle Funktionstüchtigkeit der Atmungsorgane zeigen.)

Jede anatomische Deformierung der Knochen im Fuß hat eine Störung in der zugehörigen Reflexzone zur Folge. Ist eine solche Deformation (z.B. *Hallux valgus*) sichtbar, so weist schon der Sichtbefund auf eine entsprechende Belastung (Halswirbelsäule/Nackenbereich) hin.

Der *Zustand des Gewebes* gibt beim Sichtbefund oft schon deutliche Hinweise auf lymphatische Stauungen (z.B. im Knöchelbereich oder im Bereich der Zehengrundgelenke / Reflexzonen des Beckenraumes bzw. der Organe im Brustraum).

Die *Hautbeschaffenheit* ist eine der wichtigsten Informationsquellen beim Sichtbefund. Für die Reflexzonentherapie ist es aber weniger von Bedeutung, auf welche Art sich die Haut verändert hat, wichtig ist vielmehr der

Ort des Auftretens der Hautveränderung.

Warzen, Fußpilz, Bläschen, Hühneraugen, Schrunden, Krampfadern, Schuppen, Hornstellen, Narben, Form der Zehennägel: alle Besonderheiten können Hinweise auf eine Störung in den Reflexzonen sein. Große Veränderungen der Fußoberfläche (Haut) durch Krampfadern oder Fußpilz bleiben bei der Reflexzonenmassage ausgespart. Bei Krampfadern besteht die Gefahr einer Phlebitis, und bei Vorhandensein eines Fußpilzes wird bloß die Umgebung der infektiösen Stelle massiert, sodaß durch die verbesserte Versorgung den Mikroorganismen der Lebensboden entzogen wird.

Achten Sie aber darauf, daß der zu Behandelnde nicht vor der ersten Reflexzonenmassage schon zur Fußpflege geht, sonst könnten viele aussagekräftige Spuren und deutliche Hinweise auf Belastungen vorher beseitigt werden bzw. verlorengehen.

Die „Sprache" des Fußes

Die Füße sind nicht nur das Spiegelbild unseres gegenwärtigen Zustandes bzw. Abbild unseres Werdeganges, sondern vor allem auch ein Symbol unserer Beweglichkeit. Sie stehen damit im Zusammenhang der Bewegung des Lebens und des Universums. Im *Tao-te-king* lesen wir: „Dort, wo Deine Füße stehen, beginnt die Reise von tausend Meilen." Die Füße sind das Abbild unserer selbst und zugleich ein Abbild davon, wie wir in der Welt sind, wie wir durchs Leben gehen (oder gegangen sind), in welchem Zustand wir uns befinden, welches Verhältnis wir zu uns selbst haben. Steht ein Mensch auf „schwachem Fuß" oder auf „starkem Fuß"? Steht er auf „seinen eigenen Füßen"? Hat er „beide Füße fest auf dem Boden"? All diese Redensarten über die Füße symbolisieren ein bestimmtes Verhältnis zu sich selbst und zur Welt. Durch unsere Füße sind wir verbunden mit der Erde; die Füße schaffen die Verbindung des geistigen mit dem weltlichen Bereich. Auch in vielen religiösen Bereichen spielen die Füße eine besondere Rolle — denken wir nur an die Fußwaschung Jesu. Durch die Füße sind wir mit der Außenwelt in bestimmter Weise in Verbindung. Die Chinesen haben schon vor einigen tausend Jahren die Vorstellung entwickelt, daß der Mensch mit bestimmten Körperteilen in spezifischer Art und Weise in Verbindung mit seiner Außenwelt ist: Über den

Kopf läuft die Verbindung zum Himmel; mit den Händen sind wir in Verbindung untereinander durch gegenseitiges Berühren (oder andere Tätigkeiten, wie z.b. Arbeiten); die Brustwarzen sind über die Ernährung Verbindungselement zur Außenwelt; die Geschlechtsorgane tragen neues Leben in sich, das in die Außenwelt geboren werden kann; über den After stehen wir im Rahmen des Stoffkreislaufes in Verbindung zur Außenwelt; und die Füße stellen, wie gesagt, durch das Prinzip der Bewegung die Verbindung zur Erde her. Und so bringt auch die Massage der Füße etwas in Bewegung, etwas in Gang. Weitere Sprichwörter und Redensarten, die darauf hinweisen, daß die Füße das Prinzip der Bewegung verkörpern, sind folgende: etwas hat Füße bekommen (es hat sich selbständig gemacht oder ist gestohlen worden), auf großem Fuße leben, jemandem Beine machen (ihn antreiben), jemandem auf die Beine helfen.

Der Fuß ist, obwohl er uns im wahrsten Sinne des Wortes durch das Leben trägt, ein sehr vernachläßigter Teil des menschlichen Körpers. Durch falsches, beengendes Schuhwerk, durch mangelnde Ausgleichsbewegungen wird er oft zusätzlich noch belastet — und manchmal zeigen sich solche Störungen deutlich in den Reflexzonen. Solche äußeren Faktoren (wie drückende Schuhe) können zwar Beschwerden auslösen, sind aber häufig nicht deren direkte Ursache. Einer derartigen Störung liegt meist eine schon vorhandene Bereitschaft (Disposition) zur Störanfälligkeit zugrunde.

Es gibt eine Reihe von äußeren und inneren Einflüssen, die auf den Fuß einwirken, und der Fuß teilt diese Wirkungen mit. Nicht in jedem Fall müssen mit solchen Belastungen auch Störungen der Reflexzonen einhergehen. Das hängt vor allem von der Dauer der Belastung und vom Wirkungsgrad der Reizung ab.

Allgemeine Fußbeschwerden können folgende Gründe haben:

* permanente Überbeanspruchung bzw. Übermüdung
* momentane Störungen (Verletzungen)
* persönliche Dispositionen (Plattfüße)
* Durchblutungsstörungen (Krampfadern)
* rheumatische Erkrankungen

Charakteristische Fußformen

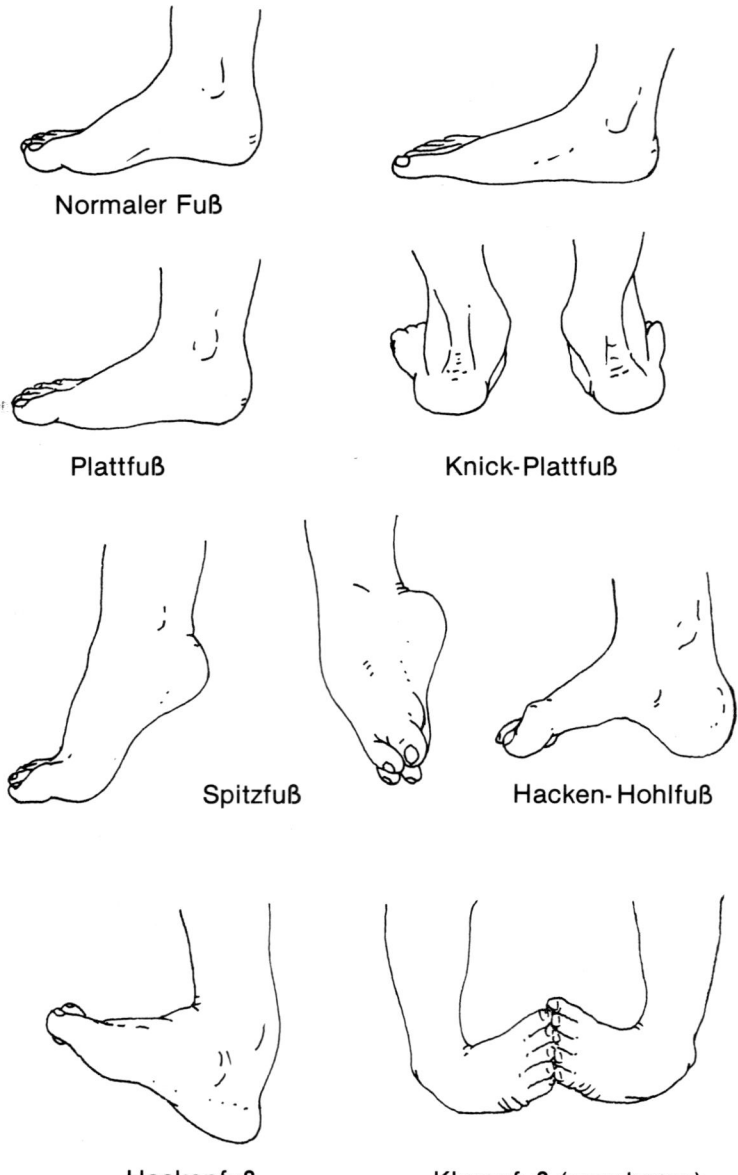

Normaler Fuß

Plattfuß

Knick-Plattfuß

Spitzfuß

Hacken-Hohlfuß

Hackenfuß

Klumpfuß (angeboren)

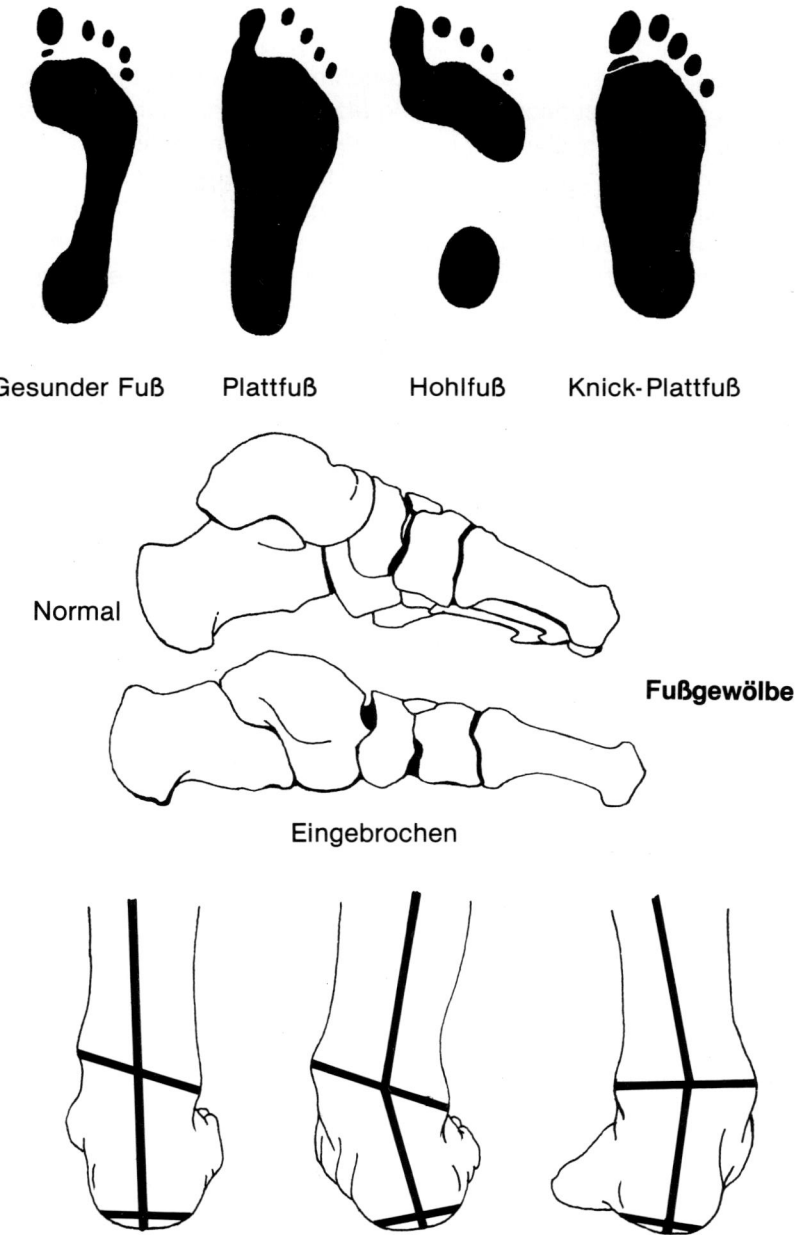

Gesunder Fuß Plattfuß Hohlfuß Knick-Plattfuß

Normal

Fußgewölbe

Eingebrochen

Pes rectus Pes valgus Pes varus

61

Beschwerden dieser Art bedeuten immer eine Schwächung des Gesamtzustandes. Im Rahmen der Reflexzonenmassage sind wir in der Lage,
Störungen in den zugeordneten Körperzonen/Organen im Moment der
Behandlung festzustellen. Wir können keine sicheren Aussagen machen
über eventuelle Ursachen oder zu erwartende Dauer der Störung.
Der Behandler darf und kann *keine Diagnose* stellen; die Stärke der Reflexzonenarbeit liegt nicht in der Diagnose, sondern in der Therapie, obwohl gerade durch die ganzheitliche Sichtweise oft wertvolle differential-
diagnostische Hinweise gegeben werden können. Kann der Behandler
keinen sichtbar oder tastbar abnormen Befund erheben, so hat er es mit
unbelasteten Zonen zu tun.
Zeigen der Sicht- oder Tastbefund (oder schmerzhafte Reaktionen des
Patienten) aber Belastungen in den Reflexzonen, so können dafür folgende Gründe in Betracht kommen:

- Überbeanspruchung, Übermüdung, Überforderung
- Vorfeldschäden (noch nicht klinisch-diagnostisch nachweisbare ge-
ringfügige Organstörungen)
- akute/chronische Krankheitsprozesse
- Organüber- oder Organunterfunktion
- individuelle Krankheitsdispositionen (angeborene Veranlagungen)
- Degenerationserscheinungen, Atrophie
- Verletzungen/Unfälle

Wie gesagt, der Behandler soll keine Diagnose stellen; das ist nicht Ziel
der Reflexzonenmassage. Auf Fragen von Patienten, was denn der
Schmerz da und dort zu bedeuten habe, wird er stets antworten, daß
diese Reaktionen lediglich als Hinweise für Zonenbelastungen zu betrachten sind. Der Behandler kann nur feststellen, daß in bestimmten Organen oder Organgruppen Störungen vorliegen; er kann aus dem Fuß
die Art und das Ausmaß dieser Störungen kaum erkennen.

Subjektives Erleben / objektive Wirkung

Der Behandelte muß vor Beginn der Massage über das grundlegende Geschehen informiert werden. Ein kurzes Gespräch über Sinn und Wesen bzw. Leistungsfähigkeit und Grenzen der Reflexzonenmassage ist vor der ersten Behandlung überaus wichtig. In diesem Zusammenhang muß der Patient über mögliche Reaktionen seinerseits auf die Massage aufmerksam gemacht werden, damit er darauf vorbereitet ist und nicht irgendwelchen falschen Erklärungen und Verunsicherungen nachhängt. Alle spürbaren Veränderungen aufgrund eines therapeutischen Eingriffs mit der Reflexzonenmassage in das Körpergeschehen signalisieren, daß irgendein Prozeß in Gang gesetzt worden ist und der Körper seine Kräfte zu mobilisieren beginnt. Bei den Reaktionen ist auch zu beachten, daß Lockerungen, die sich auf körperliche Verspannungen auswirken, auch Lockerungen des Geistes verursachen können; da wir ja immer an der Geist-Körper-Seele-Einheit des Menschen arbeiten, wirkt sich die in Bewegung gekommene Lebensenergie auch auf alle diese Bereiche aus. Dort, wo Bewegung ist, ist Leben, und wo Leben ist, ist Veränderung. Damit wechseln nicht nur die Krankheitssymptome, sondern es ändert sich der ganze Mensch.

Die drei Grundaktivitäten des Lebens sind Denken, Handeln und Bewegen. Diese Bereiche bilden zusammen eine Einheit. Wenn wir Hemmungen oder Blockaden in einem Bereich haben, ergeben sich klarerweise Konsequenzen für die anderen Bereiche; wenn wir mit der Reflexzonenmassage am Fuß — und damit am Bewegungsprinzip — arbeiten, können sich Veränderungen im gesamten Persönlichkeitsbereich zeigen; auch im Denken und Handeln können sich sichtbare Veränderungen ergeben.

Genauso wie es keine einheitliche Form der Therapie gibt, sondern diese immer der Einmaligkeit des Menschen und der Störung angepaßt sein muß, gibt es auch kein einheitliches Schema der möglichen Reaktionen. Für alle Menschen gilt lediglich, daß gestörte Zonen eine niedrige Reizschwelle haben.

Der therapeutische Reiz, der mit dem Daumen gesetzt wird, wird oft als stechender Schmerz empfunden, und gerade zu Beginn einer Behandlung hat der Patient das Gefühl, als drücke man ihm den Daumennagel tief ins Gewebe. Die für den Patienten noch gut verträgliche Schmerz-grenze soll auch für uns das wichtigste Dosierungsmaß sein, wenn keine sonstigen Anzeichen uns Hinweise für Belastungsgrenzen liefern. Wir unterscheiden Reaktionen:

- *während* der Behandlung
- *zwischen* den Behandlungen

Reaktionen während der Behandlung können sich verändernde Mimik, akustische Reaktionen (Seufzen, Stöhnen), Gestik/Unruhe und Verspan-nungen sein.

Schweißauftreten an der Handinnenfläche ist ein Zeichen dafür, daß der Patient vegetativ eher labil ist und eine erste Belastungsgrenze als er-reicht anzusehen ist. Die weitverbreitete Meinung, daß der Handschweiß als Zeichen für den Behandler zu werten sei, daß die Massage jetzt „wir-ke", ist falsch und gefährlich!

Als weiteres Zeichen ist die Schweißbildung am ganzen Körper oder an bestimmten Körperpartien zu werten.

Die nächste Stufe ist ein sich von den Füßen bis zum Rumpf hin ausbrei-tendes Kältegefühl. Kälte bedeutet, daß die Energiezufuhr nicht mehr funktioniert und daß die Grenze der Belastbarkeit des Patienten bereits überschritten wurde.

Manche Therapeuten berichten von tetanie-ähnlichen Verkrampfungen bis hin zum Kreislaufversagen (z.B. MARQUARDT 1981, S. 65), solche Reaktionen wurden jedoch von uns nie beobachtet und lassen daher auf zu große und unkontrollierte Reizstärke bei der Massage schließen.

Der Behandler muß bei Auftreten derartiger Anzeichen seine Behand-lung auf die Möglichkeiten des Patienten erneut abstimmen und versu-chen, die körpereigenen Regulierungskräfte zu unterstützen. Die subjek-tiven Reaktionen müssen keineswegs einen Abbruch der Massage zur Folge haben. Dauer und Intensität der Massage haben sich aber danach zu richten.

Mit den schon erwähnten, zwischendurch durchgeführten ausgleichen-den Streichungen sind wir in der Lage, dem Körper die Möglichkeit zu ge-ben, sich wieder zu erholen, sodaß Reaktionen außer der Handschweiß-bildung bei verantwortlichem Vorgehen eher selten sind.

Die Füße sollten sich nach der Behandlung gleichmäßig temperiert und entspannt anfühlen. Bei Beginn einer Behandlungsserie bzw. nach den ersten Behandlungen hat der Körper oft noch nicht die Fähigkeit zur eigenen Wärmeregulation. In solchen Fällen darf die Massage nicht mit „kalten" Füßen beendet werden, sondern es muß mit passiver Wärmezufuhr (warme Decken, eventuell Lichtkasten) nach der Behandlung eine Hilfe gegeben werden.

Ein kleines Anzeichen dafür, daß der Behandelte nach Abschluß der Massage entspannt ist, kann für den Therapeuten das Öffnen der Zehengrundgelenke sein. Dieses „Ausheben" der Zehen aus den Grundgelenken mit seinen typischen knacksenden Geräuschen ist ein ziemlich signifikanter Hinweis (neben vielen anderen) auf eine entspannte Körperhaltung; vor allem ein Zeichen der Entspannung des Schultergürtels, zu welchem ja reflektorische Beziehungen bestehen.

Die *Reaktionen zwischen den Behandlungen* geben Aufschluß über die Folgewirkung der Massage und treten am häufigsten zwischen der 3. und 7. Massage auf. Sind die Behandlungen richtig dosiert und fachmännisch durchgeführt worden, so sind solche Reaktionen als *normal* zu betrachten. Sie sind Zeichen des begonnenen Reaktivierungsprozesses des Körpers; es sind Reaktionen im Rahmen eines Heilungsprozesses — auch wenn diese oft schmerzhaft und äußerst unangenehm erlebt werden. Vor allem chronische Leiden sind etwas langwieriger und schmerzhafter in der Behandlung, weil sie erst „akut" gemacht werden müssen, wollen sie ganz geheilt werden.

Je nach Reaktion des Körpers kann man durch zeitliches Verschieben oder durch vorsichtigeres Dosieren der Behandlung entsprechend darauf antworten bzw. überhaupt eine Behandlungspause einlegen, um dem Körper die Möglichkeit zu geben, die therapeutischen Reize richtig zu verarbeiten.

Folgende *Reaktionen* können zwischen zwei Behandlungen auftreten:

- Allgemeine Aktivierung der Haut: vermehrte Schweißabsonderung aufgrund des aktivierten Stoffwechsels — bis hin zu Hautausschlägen.
- Vermehrte Harnausscheidung: angeregte Nierenfunktion.
- Erhöhter Haut- und Gewebetonus: verbesserte Durchblutung.

- Entspannter, ruhiger Schlaf: oft abwechselnd auch mit äußerst unruhigen Nächten.
- Häufigere Darmausscheidungen: oft verbunden mit Blähungen.
- Gesteigerte Sekretionstätigkeit der Schleimhäute: Nase, Mund, Rachen, Bronchien.
- Kurz auftretende Fieberschübe: Fieber ist ein natürlicher Abwehrmechanismus des Körpers und soll nicht unterdrückt werden; es ist in diesem Fall kein Krankheitszeichen.
- Unterdrückte Krankheitsherde treten auf: Oft werden verschleppte oder nicht völlig auskurierte Krankheiten durch die Massage aktiviert und können so endgültig ausgeheilt werden.
- Psychische Veränderungen / Verhaltensänderungen: Nicht selten ist aufgrund einer Behandlungsserie mit dieser ganzheitlichen Methode ein Wechsel in der seelischen Grundstimmung eines Menschen zu bemerken, oft verbunden mit Verhaltensänderungen, die in Ausnahmefällen bis zur völligen Änderung der bisherigen Lebensweise führen können. Oft auch Aussprache und Weinen/Lachen bei der Behandlung.

Arbeitet ein Behandler mit einem Mediziner zusammen, bereitet die Bewertung der Reaktionen wahrscheinlich weniger Schwierigkeiten. Ergibt sich bei der Arbeit jedoch der Verdacht auf schwere Krankheiten, so ziehen Sie auf jeden Fall einen Arzt zu Rate, und legen Sie auch dem Behandelten nahe, einen Arzt aufzusuchen.

Es gilt auch hier der Satz: In der Beschränkung zeigt sich der Meister. Wir haben viele Möglichkeiten mit der Reflexzonenmassage. Dieser Methode sind aber genauso ihre Grenzen gesetzt. Je mehr wir diese Grenzen sehen und sie akzeptieren, desto mehr können wir für den Behandelten erreichen.

Reaktionen auf seiten des Behandlers

Aufgrund des Energiekreislaufes zwischen Behandler und Behandeltem können auch bestimmte Erscheinungen beim Massierenden auftreten. Es ist vorteilhaft, darüber Bescheid zu wissen, um sich entsprechend verhalten zu können. Oft ist es einfach Müdigkeit, die einen befällt, begleitet vom Zwang, gähnen zu müssen; seltener treten auch Übelkeit und Kopfschmerzen auf, vor allem dann, wenn man die ersten Symptome nicht beachtet. Zu diesen Symptomen gehören auch schwere oder heiße, pulsierende Finger; in diesem Fall schüttelt man die Hände gut aus in Richtung Erde oder läßt — wie am Ende jeder Massage, kaltes Wasser über die Hände laufen. Ein Gähnen, Husten oder Seufzen soll auf keinen Fall unterdrückt werden; all das sind Zeichen dafür, daß sich der Körper von störender Energie befreit. Es ist auch vorteilhaft, wenn Sie den Behandelten davon unterrichten, damit er Ihre Müdigkeit nicht falsch interpretiert.

Maßnahmen bei heftigen Reaktionen

Es ist möglich, daß der Organismus trotz aller Vorsichtsmaßnahmen und verantwortungsvollem Dosieren unerwartete Reaktionen zeigt. Beachten Sie in diesem Fall bitte folgendes: Zunächst selbst ruhig bleiben und die Übersicht bewahren. Unruhe des Behandlers überträgt sich und verstärkt die Reaktionen des Behandelten; Sie müssen auf alle Fälle versuchen, als Person beruhigend zu wirken.

Die ARNDT-SCHULZsche biologische Lebensregel besagt: „Kleine Reize fördern, große Reize hemmen, größte Reize lähmen." Daraus können wir ableiten, daß ein zu großer Reiz ein Funktionszentrum gelähmt hat und deshalb der Gesamtorganismus zu stark reagiert. Wir müssen daher in solchen Situationen jene kleinen Reize zu setzen imstande sein, die einen harmonischen Zustand des Körpers fördern.

Bei beginnender Unruhe des Behandelten während der Massage genügen oft beruhigende Streichungen zwischendurch an beiden Füßen.

Zur Dehnung und Entspannung des Beckenraumes und damit zur Entlastung des Brustraumes (bei Zwerchfellverspannungen) eignet sich der Fersen-Dehnungsgriff sehr gut (siehe Abbildung Seite 184, unten).

Gefühlvolles Aktivieren der Zonen des Solar-Plexus (an beiden Füßen gleichzeitig) führt zur Entspannung des Zwerchfells und zu allgemeiner Harmonisierung.

Eventuell kann die Anregung bestimmter Zonen innersekretorischer Drüsen (Hypophyse, Nebenschilddrüsen, Nebennieren) angebracht sein.

Zeigen sich Anzeichen eines derartigen „Notfalles", so genügt es in vielen Fällen bereits, die Massage zu unterbrechen und die Füße des Patienten einfühlend zu umschließen, um ihm das Gefühl der Geborgenheit zu vermitteln. Das Gefühl des Behandelten, „in guten Händen" zu sein, nimmt ihm viel von der Angst vor den unerwarteten Reaktionen. Oft wird man den Behandelten in Ruhe lassen, ihm Zeit lassen, sich selbst zu regenerieren (ungestört, aber doch beobachtet), und ihm bei Bedarf wieder passiv Wärme zuführen. Wir müssen hier auch darauf verweisen, daß entsprechende Vorsicht bei größeren Gallen- und Nierensteinen und bei Fremdkörperablagerungen angebracht ist. Durch die Massage können größere, auch schon im Gewebe abgekapselte Ablagerungen zum Wandern angeregt werden; das kann eventuell Komplikationen hervorrufen. Ist man sich aufgrund einer belasteten Zone unsicher, soll auf jeden Fall mit einem Arzt zusammengearbeitet werden oder dem Behandelten eine Untersuchung empfohlen werden.

Alter der Behandelten

Da sich die Reflexzonenmassage von ihrer Konzeption her nicht mit Krankheiten beschäftigt, nicht mit „objektiven" Symptomen, sondern immer mit ganz individuellen Störungen, gibt es auch bei der Frage nach dem Alter bzw. den Altersgrenzen der Behandelten nur eine Antwort: Die Reflexzonenmassage kennt keine allgemeingültige Altersbegrenzung. Die Grenzen ihres Einsatzes ergeben sich aus der individuellen Verträglichkeit und den Reaktionen auf die Massage. Solange der Organismus noch in der Lage ist, die gesetzten Reize und die dadurch hervorgerufenen Reaktionen zu verarbeiten, gibt es keine Bedenken bei der Anwendung. Selbst wenn keine akuten Störungen bei älteren Patienten vorliegen, bringen ca. zwei Behandlungsserien im Jahr einen wesentlich stabileren Gesamthaushalt des Körpers mit sich und leisten einen bedeutenden Beitrag zum allgemeinen Wohlbefinden.
Bei der Behandlung von Kindern (selbst von kleinen Säuglingen) werden gute Erfahrungen gemacht. Kinder sind meist lockerer und entspannter als Erwachsene und „genießen" eine wohldosierte Reflexzonenmassage richtig. Der Therapieerfolg bei Kindern stellt sich oft überraschend schnell ein. Der jugendliche Körper ist ungleich aufnahmefähiger für the-

rapeutische Reize; je älter der Organismus (je länger er der Störung ausgesetzt war), desto deutlicher sind die Belastungen ausgeprägt und desto mehr Zuwendung und Anstrengung sind notwendig. Bei Kindern sind auch relativ gute Heilerfolge zu verzeichnen, wenn es darum geht, sogenannte ererbte Dispositionen zu behandeln (Reflexzonen der Eltern vergleichen!).

Anzahl der Massagen / Behandlungsdauer

Liegen keine akuten Störungen vor, so reichen zwei Behandlungsserien im Jahr zur allgemeinen Vitalisierung, Stabilisation und Regeneration. Bei akuten Störungen massieren wir etwa 10 Minuten, dafür anfangs täglich. Bei allen anderen Fällen kann man schwer im voraus festlegen, wie viele Behandlungen der einzelne benötigt.
Das hängt von folgenden Faktoren ab:

- Gesamtzustand
- Krankheitsbild
- Alter
- Reaktionsfähigkeit des Organismus
- allgemeine Lebensführung
- Einstellung zur Behandlung

Als Grundlage kann gelten: Solange sich in einer Behandlungsserie positive Reaktionen des Organismus einstellen, soll weitergearbeitet werden. Allgemein besteht eine Behandlungsserie aus 8 bis 12 Massagen. In den ersten beiden Wochen kann man zwei Behandlungen durchführen, in den darauffolgenden Wochen genügt nach langjähriger Erfahrung eine Behandlung pro Woche — ausgenommen natürlich akute Störungen oder heftige Reaktionen, die der geschulte Therapeut rasch und gezielt behandeln wird können.
Wenn sich schon nach der ersten Behandlung zeigt (und das ist durchaus keine Seltenheit), daß weitgehende Beschwerdefreiheit erreicht wurde, so ist durch einige „Nachbehandlungen" eine Stabilisierung dieses Zustandes zu erarbeiten.

Die erste Behandlung (Kontaktaufnahme, Sicht- und Tastbefund) nimmt ungefähr doppelt soviel Zeit in Anspruch wie alle weiteren Behandlungssitzungen. Das Durchschnittsmaß beträgt ca. 25 Minuten pro Massage. Eine zu lange Behandlung birgt die Gefahr der Überdosierung, bei zu kurzer Behandlung sind die therapeutischen Reize zu gering, um ihre ordnende Kraft entfalten zu können. Zeigen sich nach mehreren Behandlungen keinerlei Reaktionen, so ist der Körper momentan möglicherweise nicht in der Lage, auf solche Reize zu antworten oder sie zu verarbeiten. Man kann die Behandlung unterbrechen, um dem Körper eine Pause zu gewähren. Es soll auch geprüft werden, ob etwaige therapiehemmende Einflüsse vorhanden sind, wie z.B. schwerer Medikamenteneinfluß. Am besten sprechen Sie darüber aber mit einem Arzt. Es ist auch möglich, daß nach einer derartigen längeren Reaktionspause, in der kein direkter Fortschritt im Sinne einer körperlichen Veränderung feststellbar ist, eine Veränderung der Einstellung zum Leben selbst beginnt. Eine solche Änderung ergibt sich meist aufgrund völlig neuer körperlicher Selbsterfahrung durch die Reflexzonenmassage. Eine Veränderung, die sich zunächst im Bewußtsein zeigt, braucht natürlich längere Zeit, um auch körperlich sichtbar zu werden.

Eigenbehandlung und technische Hilfsmittel

Wie im gesamten medizinischen Bereich ist die Selbstbehandlung eine wichtige und notwendige Ergänzung jedes ärztlich-therapeutischen Handelns. Die Selbstbehandlung ist auch ein wichtiger Bereich der gesundheitlichen Selbstverantwortung. In diesem Sinne ist prinzipiell gegen die Eigenbehandlung nichts einzuwenden. Wenn keine größeren Störungen vorhanden sind, ist die Massage der Füße ein sehr geeignetes Mittel, das allgemeine Wohlbefinden, die Durchblutung der Füße zu steigern und damit die Versorgung in den entsprechenden reflektorischen Bereichen zu verbessern.
Folgende Punkte sind bei der Eigenbehandlung aber zu beachten:

• Die so wichtige entspannte, lockere Haltung kann nicht eingenommen werden.

- Der therapeutische Reiz kann aufgrund körpereigener Rückmeldungen schwer konstant gehalten werden.
- Der Einfluß des Behandlers fehlt; es kann zu keinem Energieaustausch mit Fremdenergien kommen. (Die Abfuhr negativer Energien ist ebenso unmöglich wie die Aufnahme positiver Fremdenergien.)
- Die Reaktionen des Organismus werden bei Eigenbehandlung schlecht (oder spät) wahrgenommen.
- Die massierende Hand ermüdet bei Eigenbehandlung rasch aufgrund der angespannten Haltung.
- Weil therapeutische Reize bei der Eigenbehandlung aufgrund der vorher aufgezählten Punkte kaum richtig gesetzt werden können, zeigt sich oft gar keine Reaktion. Dies führt wiederum nicht selten dazu, daß die ganze Methode als unwirksam bezeichnet wird.

Viele Behandler arbeiten mit technischen Hilfsmitteln wie Stäbchen, Rollen, Kugeln, Matten, Einlagen und dergleichen mehr. Alle jene, die sich solcher Hilfsmittel bedienen, haben wenig mit dem eigentlichen Anliegen der Reflexzonenmassage gemeinsam. Gleitmittel und technische Hilfsmittel zur Massage sagen viel darüber aus, wie wenig es dem Behandler um den persönlichen Kontakt mit dem Patienten geht und daß eine wesentliche Voraussetzung, nämlich das menschlich einfühlsame Vorgehen, vernachlässigt wird. Die kundige, erfahrene und empfindsame Hand ist durch keinerlei technische Hilfsmittel zu ersetzen.

Zur Massage selbst werden keine Gleitmittel verwendet, sie würden den Arbeitsgriff nur in der natürlichen Bewegungsabfolge behindern; ein Wegrutschen des Daumens bzw. ein unsicheres Halten des Fußes wären die Folge.

Nach der Behandlung können die Füße mit hautpflegenden, erfrischenden Salben und Ölen eingerieben werden. Raten Sie dem Patienten von der Verwendung verschiedener schweißhemmender Fußsprays ab; diese nehmen dem Fuß nur die Möglichkeit zu transpirieren und behindern den Organismus bei einer wichtigen Entgiftungsmöglichkeit.

Bei der Verwendung mechanischer Hilfsmittel fällt die Massage auf ein fragwürdiges Niveau einer mechanischen Handlung ab. Matten und Rollen sind zwar relativ ungefährlich, wenn sie für jeweils kurze Zeit von Menschen benutzt werden, die keine belasteten Zonen haben; verwendet aber ein Mensch mit einer belasteten (gestörten) Zone solche Hilfsmittel und weiß dieser um die tieferen Zusammenhänge nicht, so wird er sich garantiert mehr schaden als nützen.

Ein konkreter Fall aus der Praxis: Ein Mann, 45 Jahre, hatte unter seinem Schreibtisch ein Fußrollgerät. Er arbeitete intensiv während seiner Bürotätigkeit damit — bis er nach wenigen Tagen mit kollapsartigen Symptomen ins Krankenhaus gebracht wurde, dort zwei Wochen lang unangenehme Untersuchungen über sich ergehen lassen mußte und von den Ärzten zu seinem Erstaunen erfuhr, daß er eigentlich gesund sei. Er war aber zutiefst beunruhigt und suchte die Praxis auf. Nach vier Behandlungen war er wieder völlig stabilisiert. Während der vierten Massage erzählte er aber erst von dem Gerät, das er sich angeschafft hatte, und erwähnte, daß er vor seinem Zusammenbruch ebenfalls damit gearbeitet hätte. Er hatte diese Tatsache auch den Ärzten verschwiegen. Es ist offensichtlich, daß dieser Mann seinen kurzfristigen „unharmonischen" Zustand der unsachgemäßen Anwendung dieses Rollgerätes zu verdanken hatte. Dies ist ein typisches Beispiel für die Verwendung solcher mechanischen Hilfsgeräte, mit denen viel Unfug getrieben werden kann.

Ähnliches gilt für die neuerdings im Handel befindlichen Schuheinlagen, mit denen die Reflexzonen massiert werden sollen. Die Hersteller von derlei Produkten beachten nicht einmal die Grundregeln jeglicher Therapie, und es ist oft schwer zu glauben, daß hinter solchen Aktionen das helfende Anliegen und nicht rein geschäftliches Interesse steht. In Werbeaussendungen über Tretmatten wird zum Beispiel den Hausfrauen empfohlen, sich während des Bügelns daraufzustellen. Solche Empfehlungen sind unverantwortlich, denn längere Zeit immer dieselbe Zone zu beeinflussen, kann zu unvorhergesehenen Reaktionen führen.

Es gibt kein Werkzeug für die Reflexzonenmassage, welches die Verantwortung, die Einfühlsamkeit und menschliche Zuwendung des Behandlers ersetzen kann.

Kontraindikationen

Jede Therapie hat ihre Grenzen. Diese Grenzen der Einsatzmöglichkeiten zu kennen, sich selbst damit nicht zu überschätzen und den Patienten, wenn notwendig, an die richtige Adresse zu verweisen, sollte für jeden verantwortungsbewußten Behandler selbstverständlich sein. Behandeln Sie bitte niemanden, auf den eines der nachstehend angeführten Merkmale zutrifft.

In folgenden Fällen ist die Reflexzonenmassage sozusagen kontraindiziert:

- Erkrankungen infektiöser Art
- Erkrankungen mit hohem Fieber
- Entzündungen im Venensystem
- Entzündungen im Lymphsystem
- Erkrankungen mit operativer Therapie
- Gebrechen: Erkrankungen am Fuß, die eine Behandlung unmöglich machen
- Risikoschwangerschaften
- Patienten mit fortgeschrittenen endogenen Depressionen oder unter Einfluß von schweren Medikamenten

Bei schweren Erkrankungen (z.B.: Lähmungen, Krebs, Sklerose) kann die Reflexzonenmassage zwar nicht die Ursachen beseitigen, aber eine Reihe von Begleiterscheinungen entscheidend bessern:

- Die Schmerzsituation kann entscheidend erleichtert werden.
- Die Ausscheidungsorgane und Atmungsorgane werden aktiviert.
- Vielfach wird eine verbesserte Kontrolle über Blase und Darm erreicht.

Zusammenfassung

Wir haben bis jetzt die wichtigsten von den allgemeinen Aspekten der Reflexzonenmassage kennengelernt.

Bevor wir uns dem eigentlichen Ablauf der Reflexzonenmassage zuwenden, wollen wir uns diese Leitsätze und Grundgedanken in Erinnerung rufen:

- Verfolgt man mit der Reflexzonenmassage einen therapeutischen Anspruch, so sollte, wenn es irgendwie möglich ist, mit einem Arzt zusammengearbeitet werden; am besten mit einem, der mit der Methode der Reflexzonentherapie vertraut ist.

- Die Reflexzonenmassage am Fuß ist eine von vielen Reflexzonentherapien. Sie ist nicht primär dazu geeignet, Diagnosen zu stellen. Mit ihr können aber Belastungen und Störungen in den Reflexzonen festgestellt und von dort behandelt werden. Vor allem ist die Reflexzonenmassage am Fuß eine hervorragende Methode, vorbeugend zu arbeiten.

- Wird die Reflexzonenmassage beim kranken Menschen angewendet, so müssen wir uns der Prinzipien aller ganzheitlich orientierten Therapieformen bewußt werden: Nicht die Krankheit wird behandelt, sondern der kranke Mensch. Wir orientieren uns nicht an Symptomen, sondern an kausalen (ursächlichen) Zusammenhängen.

- Die Reflexzonentherapie darf nicht überall und unbegrenzt von jedem eingesetzt werden. Ein verantwortungsvoller Behandler weiß um die Möglichkeiten und Grenzen dieses therapeutischen Ansatzes und wird sich hüten, die Reflexzonenmassage zu einem unkritischen Do-it-yourself-Verfahren werden zu lassen.

- Obwohl wir mit der massierenden Hand immer nur an einer bestimmten Stelle arbeiten und Reize setzen, müssen wir uns vergegenwärtigen, daß nicht ein kleiner Ausschnitt im Zentrum unserer Bemühungen steht, sondern der Mensch als Ganzheit.

- Die Reflexzonenmassage, selbst eine naturorientierte Heilmethode, läßt sich daher mit allen bekannten natürlichen Heilverfahren ergänzen (natürliche Fasten- und Darmreinigungskuren, Wassertherapien, Homöopathie, Akupunktur, Diätetik, Atemtherapien, Bewegungstherapien usw.). Es ist aber darauf zu achten, daß die Einzelbehandlungen aufeinander abgestimmt werden. Wenn therapeutische Reize zu schnell aufeinander folgen, haben sie eher schädigende Wirkung.

- Ein wichtiger Grundsatz lautet: Erregtes beruhigen, Erschlafftes anregen.

- Für die therapeutisch geschulte und einfühlsame Hand gibt es in der Reflexzonenmassage keinen technischen Ersatz.

- Umfassende theoretische Kenntnisse, das Wissen um die Wechselwirkungen zwischen Körper und Seele, positive innere Zuwendung zum Patienten, gepaart mit spürbarem körperlichen Einsatz zu dessen Wohl, und die therapeutische Verantwortlichkeit des Behandlers sind die besten Voraussetzungen für eine erfolgreiche Arbeit.

- Die Reflexzonenmassage ist eine echte Be-hand-lung. Das Wort „Hand" ist die Wurzel dieses Ausdrucks. Wir behandeln mit unseren Händen im ursprünglichsten Sinne des Wortes den Menschen.
- Menschliche Zuwendung und Einfühlsamkeit sind die entscheidenden Kriterien jedes therapeutischen Bemühens. Alle Methoden, die den Menschen wieder ins Zentrum stellen, sind mit einer intensiven persönlichen Zuwendung verbunden. Diese persönliche Zuwendung von Behandler zu Patient (und auch umgekehrt) ist der große Vorteil, den wir bei der Arbeit mit den Reflexzonen haben; wenden wir die Reflexzonenmassage lediglich als bloße Technik, als mechanisches Herumdrücken an den Füßen anderer an, verspielen wir damit unsere große Chance.

Reflexzonen des Fußes

Voraussetzungen

Bei der ersten Behandlung werden die Reflexzonen am Fuß noch nicht intensiv durchgearbeitet, sondern die Fußzonen werden auf einen eventuell abnormen Befund hin geprüft. Dies ergibt sich aus dem Vergleich der unterschiedlichen Reaktionen auf einen gleich stark dosierten Arbeitsgriff an den verschiedenen Zonen. Die unterschiedlichen Empfindungen lassen jeweils Rückschlüsse zu auf eine gestörte oder unbelastete Zone.

Sowohl der Ablauf der Massage wie auch die „Befunderhebung" und die therapeutische Wirkung werden positiv beeinflußt, wenn man sich bei der Massage der Reflexzonen an ein bestimmtes in der Praxis bewährtes Konzept hält.

Der Behandelte hat das erste Wort. Er berichtet über seine Beschwerden und kann dabei Nervosität und Gehemmtheit ablegen. Je ruhiger und entspannter er schon zu Beginn der Massage ist, desto einfacher wird es der Behandler bei der Arbeit haben. Außerdem gibt der mündliche Bericht des Patienten, verglichen mit dem Sichtbefund, oft schon erste deutliche Hinweise auf größere Zusammenhänge des Leidens.

Den erfahrenen Behandler zeichnet vor allem das Gefühl für die richtige Dosierung aus. Erfolg oder Mißerfolg hängen in großem Maße von der richtigen Dosierung ab. Erinnern Sie sich deshalb aller möglichen Reaktionen des Körpers und aller Signale, die Ihnen sagen, daß die Belastungsgrenzen erreicht sind.

Die Zonen selbst sind am Fuß leicht zu lernen und zu finden. Man prägt sich die Lage der Zonen entsprechend dem anatomischen Aufbau des Körpers rasch ein. Die Kenntnis der Zonen allein reicht aber keinesfalls für eine erfolgreiche Arbeit — in der Praxis werden Sie das bald merken. Auch verschieben sich die Zonen jeweils leicht — je nach der individuellen Form des Fußes.

Das Wichtigste einer Behandlung sei noch einmal unterstrichen: Nicht die belasteten Zonen bzw. die gestörten Organe stehen im Vordergrund der therapeutischen Bemühungen, sondern der gesamte Mensch, denn die häufigsten Ursachen für Beschwerden liegen nicht in der belasteten Zone selbst.

Erst bei einer solchen Gesamtbehandlung wird der „innere Arzt des Menschen" (so hat Paracelsus es genannt) mobilisiert und dem Körper bei der Selbstheilung und Aktivierung seiner Energien die nötige Unterstützung gegeben.

Freilich ist es ungewöhnlich, den Menschen unter dem Blickwinkel der Energie zu sehen, aber beide Aspekte sind untrennbar miteinander verbunden. Die vorhandene Energie und die Art und Weise, wie sie im Menschen fließt, sind Grundbedingungen seines Seins. Diese Energie prägt die Persönlichkeit und widerspiegelt sich im Körper. Energie ist ständig im Fließen (Blutkreislauf, Lymphsystem, Zellplasma). Der Körper ist ein energetisches System und steht als solches auch in ständiger energetischer Wechselbeziehung mit der natürlichen und sozialen Umwelt. Wir alle reagieren auf uns umgebende Kräfte und Energien; gleichgültig, ob es eine bestimmte Landschaft ist oder ob es Menschen um uns sind. In diesem dauernden Wechselspiel wird der Körper zum Abbild bzw. zum Ausdruck des Verhältnisses des Menschen zu sich und zu seiner Welt.

In diesem Zusammenhang ist auch wichtig, daß der Mensch nicht einen Körper *hat,* sondern ein Körper *ist,* in dem alle Erfahrungen des Lebens gespeichert sind. Diese Erfahrungen sitzen oft als Verspannungen in den verschiedensten Körperregionen bzw. organischen Zonen und werden als Blockaden des Energieflusses wirksam. Deshalb ist es auch oft der Fall, wenn wir mit Reflexzonenmassage behandeln, daß wir eigentlich im Bereich der körperlichen Manifestation von Lebenserfahrungen arbeiten — und darum müssen wir uns auch ständig der Tatsache bewußt sein, daß ein „Krankheitssymptom" nicht unbedingt auf eine organisch-isolierte Funktionsstörung hinweisen muß, sondern ebenso Ausdruck für eine bestimmte Situation des Gesamtorganismus in der Leib-Seele-Geist-Einheit sein kann.

Die organischen Reflexzonen

Die nachfolgende Aufzählung stellt eine erste übersichtliche Gliederung der zu besprechenden *organischen* Zonen dar:

- Die Zonen des Bewegungsapparates:
  Wirbelsäule/Gelenke/Muskulatur

- Die Zonen des Kopfes:
  Schädeldach
  Schläfen, Stirnhöhlen
  Kieferbereich
  Großhirn
  Kleinhirn
  Nacken
  Augen
  Ohren
  Zähne
  Nasen-, Rachenraum (Tonsillen, Lymphgefäße, Hypophyse, Schilddrüse)

- Die Zonen der Atmungsorgane:
  Mund, Mundhöhle, Nasenraum, Rachen
  Luftröhre, Bronchien
  Lunge/Rippen/Zwerchfell

- Die Zonen der Verdauungsorgane:
  Mund, Speiseröhre
  Magenbereich, Bauchspeicheldrüse
  Dünndarm, Dickdarm, Rectum
  Gallenblase, Leber
  Appendix

- Die Zone des Herzens

- Die Zonen der harnableitenden Organe:
  Nieren, Harnleiter
  Harnblase

- Die Zonen der lymphatischen Organe:
obere Lymphwege
Axillar-Lymphknoten
Milz, Appendix
Lymphgebiete der Leistenbeuge
Lymphgebiete des Beckens

- Die Zonen der innersekretorischen Drüsen:
Hypophyse
Schilddrüse
Nebenniere
Bauchspeicheldrüse
Eileiter, Hoden, Prostata
Uterus (aufgrund des funktionellen Zusammenhanges bei den Drüsen beschrieben)

Systematische Darstellung der Reflexzonen

Im folgenden soll in allgemeinverständlicher Weise kurz informiert werden über Bau, Lage und Funktion der Organe und über die entsprechende Anordnung der Reflexzonen mit Behandlungshinweisen. Bei jedem Kapitel finden Sie auch Hinweise auf die Bedeutung der Störungen im Rahmen der ganzheitlichen Betrachtung des Menschen. Diese Hinweise sind sehr allgemein zu betrachten, haben nicht den Charakter einer rezepthaften Darstellung und sind ebensowenig für alle Menschen gleich anwendbar. Sie enthalten aber wichtige Aspekte einer ganzheitlichen Interpretation einer Störung. Krankheit und Krankheitsanzeichen sind für uns immer nur körperliche Symptome eines Gesamtzustandes. So können Kreuzschmerzen zum Beispiel darauf hinweisen, daß der Betreffende eine schwere Last (ein Kreuz) zu tragen hat. Ein anderer wieder findet in der Krankheit genau jene Liebe und Zuwendung, die ihm sonst verwehrt bleiben. In einem solchen Fall bildet die Krankheit eine Art Zuflucht in einen Zustand, in dem der Mensch all das bekommt, was er normalerweise missen muß. Meist ist dies ein versteckter Hilferuf, der vielfach unbewußt abläuft. Auch seelische Belastungen und Störungen finden immer ihre Entsprechung im Körper: In der Haltung, in der Stimme oder in der Atmung. All diese Zusammenhänge müssen wir beachten, wenn wir uns einem Menschen zuwenden und ihm unsere Unterstützung geben. Außer in Lehrbüchern gibt es keinen gesunden, normalen Menschen. Krankheit gehört zur Gesundheit wie der Tod zum Leben. Kranksein bedeutet nichts anderes als die Unvollkommenheit, die Anfälligkeit und Verletzbarkeit des Menschen; daß der Behandelte ein offenes und ehrliches Verhältnis zu seinem gestörten Wohlbefinden aufbauen kann, ist für uns von großer Wichtigkeit.

Die Zonen des Bewegungsapparates

Wirbelsäule (Columna vertebralis / Spina dorsalis)

Sie bildet als „Rückgrat" die wichtigste Stütze, ist Lastträger des Rumpfes und als Wirbelkanal zugleich Schutzhülle für das Rückenmark. Die Wirbelsäule ist von der Seitenansicht doppelt S-förmig gekrümmt und besteht aus 34 oder 35 Einzelwirbeln.
Es sind dies:

- 7 Halswirbel (Vertebrae cervicales)
- 12 Brustwirbel (Vertebrae thoracicae)
- 5 Lendenwirbel (Vertebrae lumbales)
- 5 Kreuzbeinwirbel (Vertebrae sacrales)
- 4 oder 5 Steißbeinwirbel (Vertebrae coccygeae)

Die Wirbelsäule ist eine wichtige Bewegungsachse des Körpers. Für die Bereiche des Schulter- und Beckengürtels hat sie stützende Funktion und trägt den frei beweglichen Schädel. Bei einem durchschnittlich großen Erwachsenen hat die Wirbelsäule eine Länge von ca. 75 cm.
Kleine Wirbelgelenke verbinden die einzelnen Wirbel miteinander; diese werden nach unten hin — entsprechend der wachsenden Belastung — ebenfalls größer.

Wirbelsäule	Wirbelanzahl	Form	Bezeichnung der Krümmung
Halsteil	7	nach hinten gestreckt, leicht hohl	Halslordose
Brustteil	12	nach hinten vorgewölbt	Brustkyphose
Lendenteil	5	nach vorne ausgebuchtet	Lendenlordose
Kreuzbein (Os sacrum)	(5)*	nach hinten vorgebuckelt	Sacralkyphose

Steißbein: Die letzten 4 Wirbel verschmelzen im Alter von 20 bis 30 Jahren zum Steißbein.

* 5 Sacralwirbel sind zu einem Block verschmolzen. Beim Mann findet man ein etwas längeres Sacrum mit stärkerer Krümmung als bei der Frau.

Die *Skoliose* bezeichnet eine seitliche Verkrümmung der Wirbelsäule und ist meist krankhaft; es gibt aber keine festen Grenzen zwischen normalen und pathologischen Skoliosen.
Alle Wirbel haben die gleiche Grundform; Ausnahmen sind die ersten beiden Halswirbel (Atlas und Axis).
Die Beweglichkeit der einzelnen Wirbelkörper wird u. a. durch die Zwischenwirbelscheiben (Disci intervertebrales) ermöglicht, deren Funktion in etwa vergleichbar ist mit den Stoßdämpfern beim Auto. Bei Belastung werden sie zusammengedrückt und nehmen bei Entlastung wieder ihre ursprüngliche Form an; bei Bewegungen innerhalb der Wirbelsäule werden die Disci intervertebrales als elastische Elemente einseitig zusammengepreßt bzw. gedehnt.
Starke seitliche Verkrümmungen führen zu belastenden Deformationen des Brustkorbes und manchmal auch zu einer gewissen Verlagerung innerer Organe (Herz, Lunge).

Die Wirbelsäule

Abschnitte

Krümmungen

Halswirbelsäule

Halslordose

Brustwirbelsäule

Brustkyphose

Lendenwirbelsäule

Lendenlordose

Kreuzbein

Steißbein

Sacral- und
Coccygealkyphose

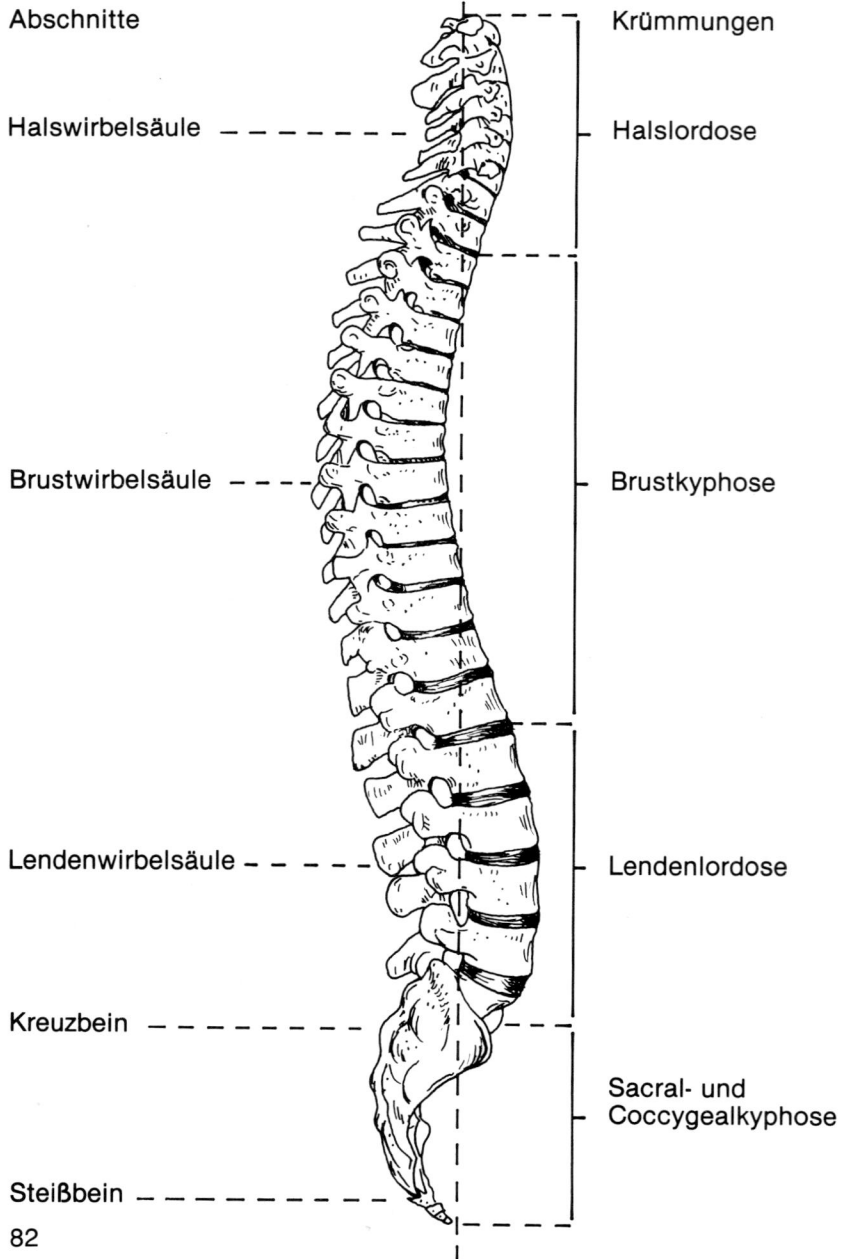

82

Reflexzonen der Wirbelsäule

Rechter Fuß — Innenseite

Die Reflexzonen der Wirbelsäule sind im linken und im rechten Fuß!

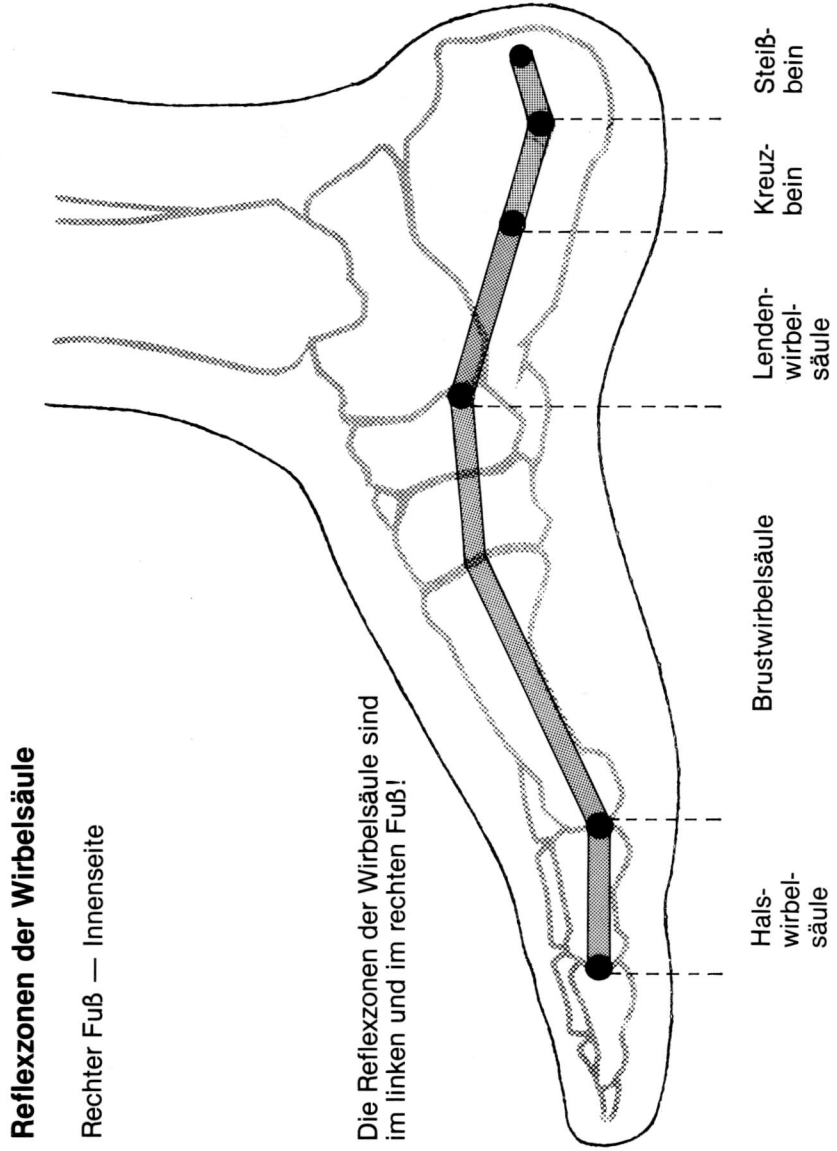

Steiß-bein

Kreuz-bein

Lenden-wirbel-säule

Brustwirbelsäule

Hals-wirbel-säule

Wirbelsäule und Zwischenwirbelscheiben unterliegen einem gewissen „normalen" Verschleiß. Bandscheibenabnützung kann zur Bildung knöcherner Wülste am Rande des Wirbelkörpers führen, die auch in der Folge oft das Zwischenwirbelgelenk versteifen können. Dadurch entsteht ein Druck auf die Nerven im Zwischenwirbelloch, und es können sich langwierige Beschwerden in Form von Rückenschmerzen, Bewegungseinschränkungen der Wirbelsäule einstellen. Die Praxis hat gezeigt, daß viele Patienten auf die Behandlung einer solchen Störung *(Spondylose, Spondylarthrose)* mit Bädern, Bestrahlung und entlastenden Massagen der Zonen der Wirbelsäule äußerst positiv reagieren.

Die Reflexzonen der Wirbelsäule finden sich auf beiden Füßen medial entlang des Längsgewölbes.

reflektorische Zone	Lage
Halswirbelsäule	mediale Seite der Grundglieder der großen Zehen
Brustwirbelsäule	Mittelfußknochen I
Lendenwirbelsäule	Keilbein I bis Mitte Kahnbein
Kreuzbein	Ende Kahnbein bis Sprungbein/Fersenbein
Steißbein	anschließend

Die Reflexzonen der Wirbelsäule werden vorwiegend im noch muskulären Teil des Fußes massiert; die Massage der Knochenhaut (Periost) hat große Bedeutung bei der Behandlung der Reflexzonen der Nerven, die aber unbedingt dem Fachmann vorbehalten bleiben sollte.

Die Massage der Reflexzonen der Wirbelsäule nimmt eine zentrale Stellung ein aufgrund ihrer gesamtordnenden, entspannenden Wirkung und wird deswegen auch allen Massagen vorangestellt bzw. bildet den ersten Schritt einer Reflexzonenbehandlung.

Reflektorische Veränderungen in der Statik des Fußskeletts widerspiegeln deutlich Belastungen in den entsprechenden Bereichen der tragenden Achse des Rumpfskeletts.

In der Reflexzone des Nackengebietes (Übergang Großzehe/Mittelfußknochen) gibt es ein häufig wiederkehrendes Erscheinungsbild: *Hallux valgus* (so nennt man die Abknickung der Großzehe nach der Kleinzehenseite hin). Diese Veränderung weist auf Störungen im Nackenbereich hin; durch die dauernden Wechselwirkungen kann aber die primäre Ursache (Störungen im Nackenbereich oder Hallux valgus) kaum eruiert werden. Die Mehrzahl der Patienten mit Belastungen im Nackenbereich zeigt folgende Krankheitsbilder, die auch kombiniert auftreten können:

• Halswirbelsäulensyndrom
• Schulter-Nacken-Spannungen
• Schilddrüsenbelastung

Mit folgender Behandlung kann eine wohltuende Entlastung und Entspannung der Wirbelsäule bzw. der einzelnen Wirbelkörper erreicht werden: Wir arbeiten sedierend mit der vorderen Innenseite des Daumens die einzelnen Wirbelglieder durch und bleiben dabei ca. 30 Sekunden auf jeder reflektorischen Zone der Wirbelzwischenräume.

Gelenke und Muskulatur

Erst durch die Beweglichkeit wird es dem Menschen ermöglicht, auf seine Umwelt zu reagieren. Wird diese Beweglichkeit eingeschränkt, wird auch die gestalterische Kraft des Menschen auf seine Umwelt verändert; genauso wie umgekehrt eine Unmöglichkeit der Gestaltung und Reaktion die ursprüngliche Bewegungskraft erlahmen läßt.
Wir unterscheiden den passiven und den aktiven Bewegungsapparat.
Der passive Bewegungsapparat umfaßt die das Gerüstwerk des Körpers bildenden Knochen und Knorpel, die mit Gelenken verbunden sind, und der aktive Bewegungsapparat besteht aus den Muskeln, die durch ihre Arbeit dieses Gerüst in den Gelenken bewegen. Diese Muskelarbeit wird durch eine komplizierte nervale Steuerung koordiniert.
Der menschliche Körper besteht zwar nicht nur aus Muskeln, aber diese Muskeln bestimmen im wesentlichen auch die Form des Körpers. Daher

ist es äußerst wichtig, durch die Arbeit am Bewegungsapparat eine Lockerung der Verspannungen der peripheren Muskulatur zu erwirken, um die Beweglichkeit des Körpers wiederherzustellen, um dem Behandelten die Spontaneität im Bewegungsapparat wiedergeben zu können und ihm damit zu einem erhöhten Lebensgefühl zu verhelfen. Spüren Sie bei einem Menschen, daß er vor allem durch körperliche Übungen seinen Gesundheitszustand verbessern könnte, so empfehlen Sie ihm eine bioenergetische Praxis.

Für die Reflexzonenmassage am Fuß sind vor allem folgende Bereiche von Bedeutung:

- Nacken/Schultergürtel
- Schultergelenke
- Armzonen/Ellbogen
- Brustkorb/Rippen
- Bauchdecke/Beckenraum
- Hüftgelenke/Symphysengebiet
- Gesäßmuskulatur
- Oberschenkelmuskulatur

Die Massage der Schultergürtelzone (im Quergewölbe über alle 5 Längszonen) erweist sich als besonders zielführend bei *psychosomatischen* Belastungen. Verspannungen in dieser Zone gehen immer einher mit Verspannungen im Nacken-Schulter-Bereich und sind ein Zeichen für eine Last, die der Mensch „auf den Schultern" zu tragen hat. Therapeutische Reize werden in diesem Zusammenhang äußerst wirkungsvoll auf der dorsalen Seite des Fußes gesetzt; sowohl muskuläre wie auch nervale Verspannungen sind hier erfolgreich behandelt worden.

Die Schultergelenke sind eindeutig tastbar im Bereich der Grundgelenke der beiden kleinen Zehen. Eine Besonderheit aufgrund der reflektorischen Gegebenheiten stellen die Bezugszonen der Oberarme bis zum Ellbogen dar. Sie sind identisch mit den Reflexzonen der äußeren Brustkorbbegrenzung.

Das Muskelgewebe des Brustkorbes bzw. die Rippen finden sich als reflektorische Zonen im Bereich des gesamten Mittelfußes wieder.

Reflexzonen der Muskulatur

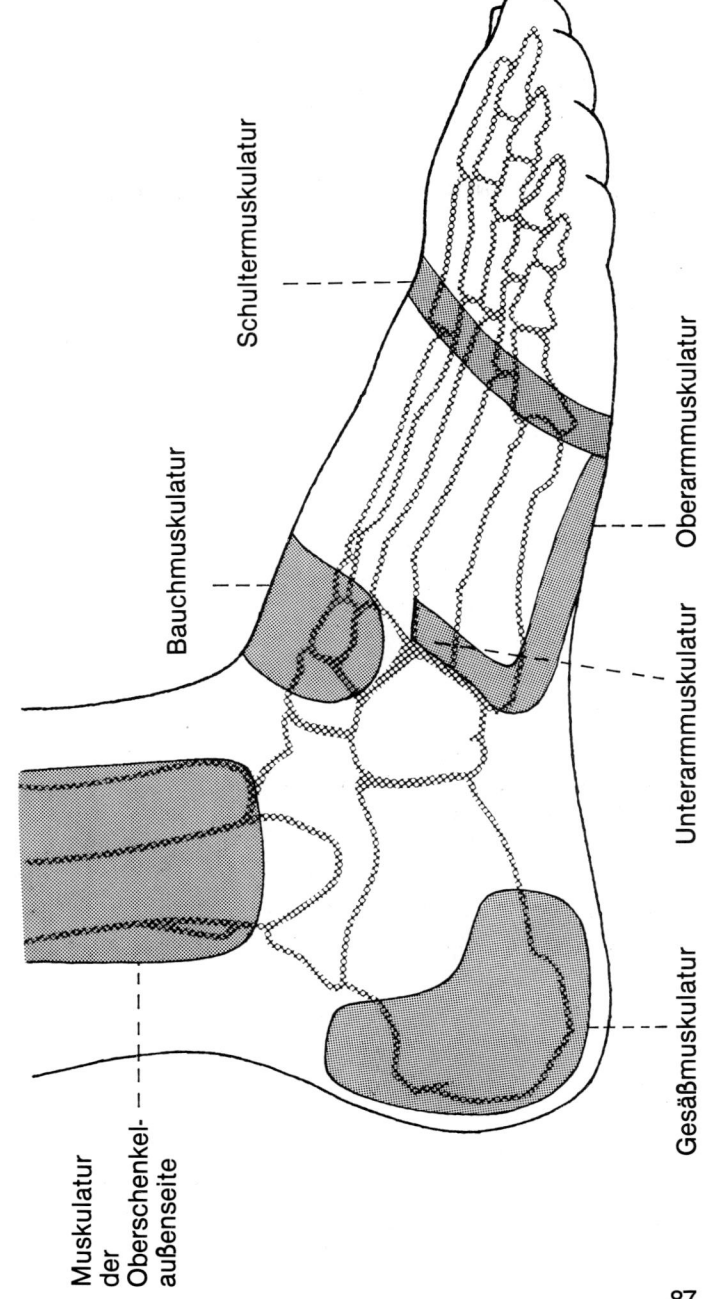

Schultermuskulatur

Bauchmuskulatur

Oberarmmuskulatur

Unterarmmuskulatur

Gesäßmuskulatur

Muskulatur der Oberschenkelaußenseite

Reflexzonen der Gelenke

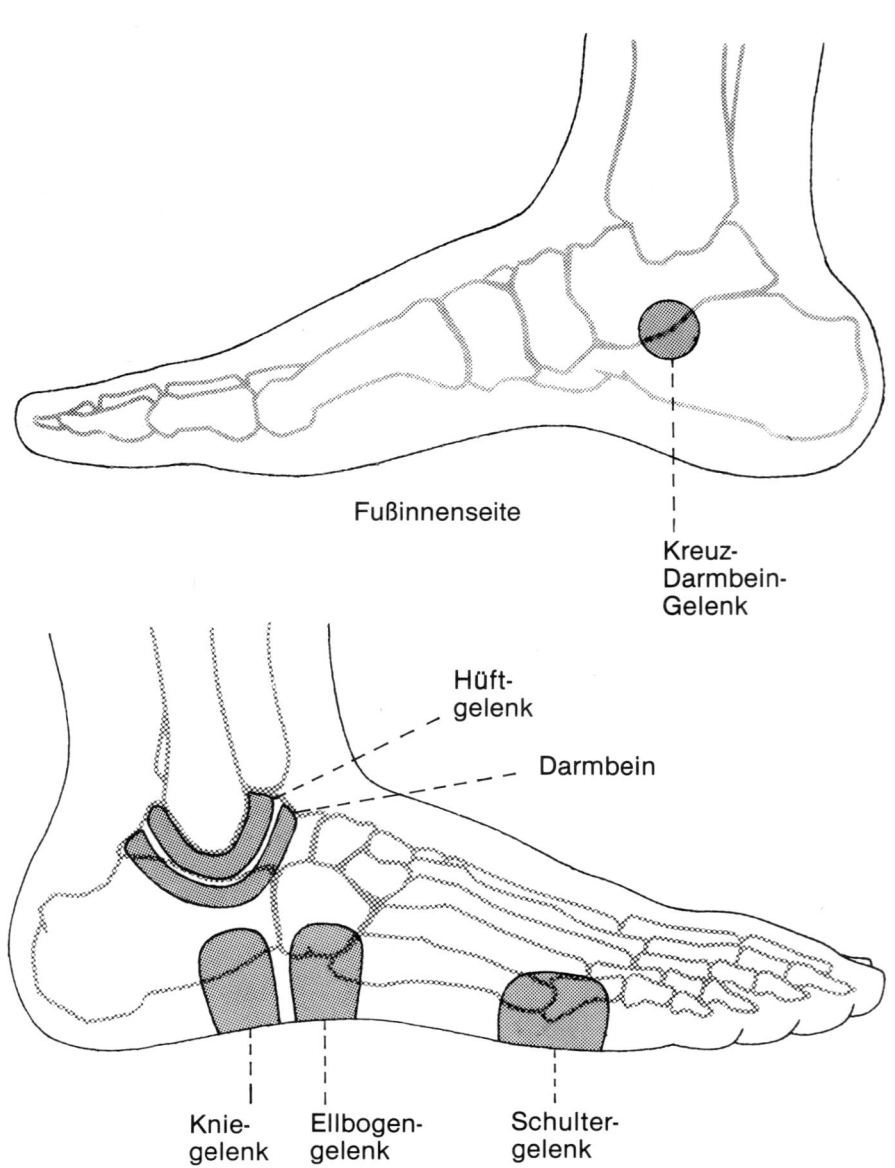

Fußinnenseite

Kreuz-
Darmbein-
Gelenk

Hüft-
gelenk

Darmbein

Knie-
gelenk

Ellbogen-
gelenk

Schulter-
gelenk

Fußaußenseite

Reflexzonen der Muskulatur

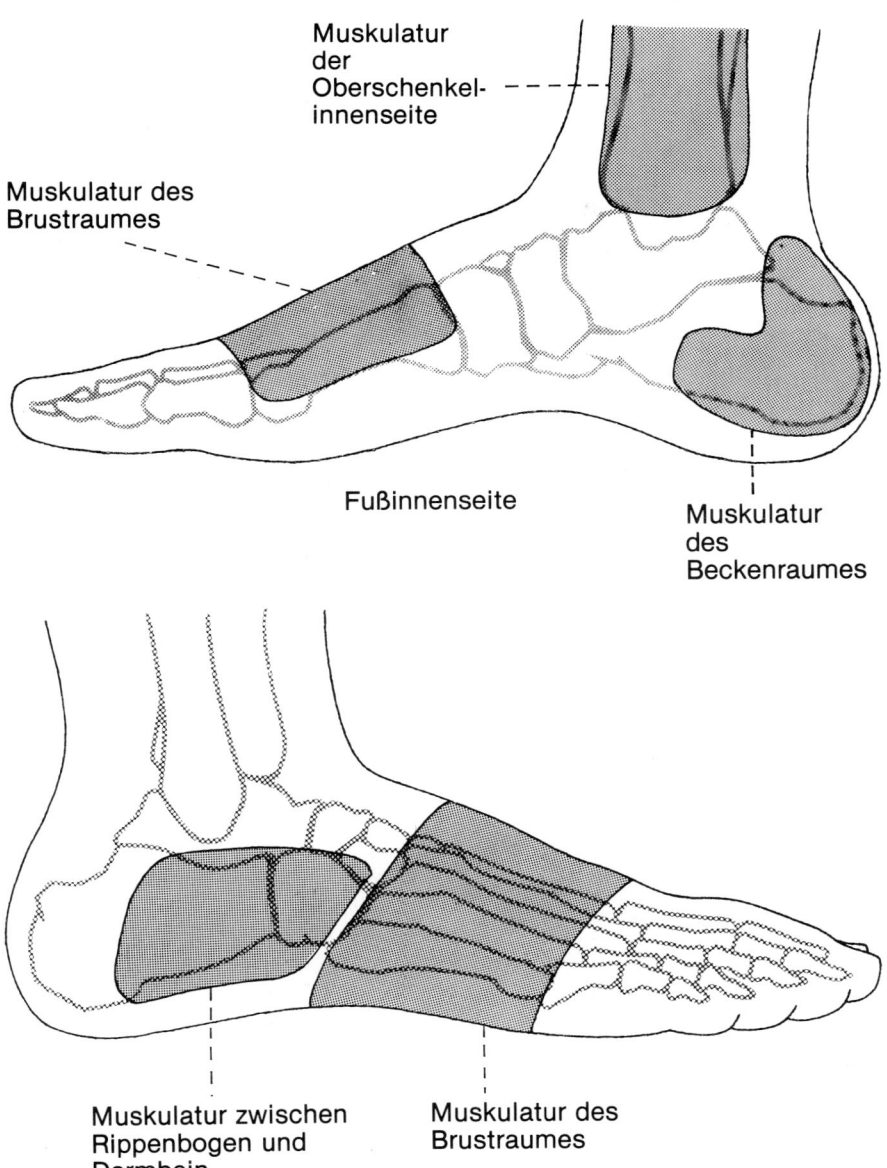

Muskulatur
der
Oberschenkel-
innenseite

Muskulatur des
Brustraumes

Fußinnenseite

Muskulatur
des
Beckenraumes

Muskulatur zwischen
Rippenbogen und
Darmbein

Muskulatur des
Brustraumes

Fußaußenseite

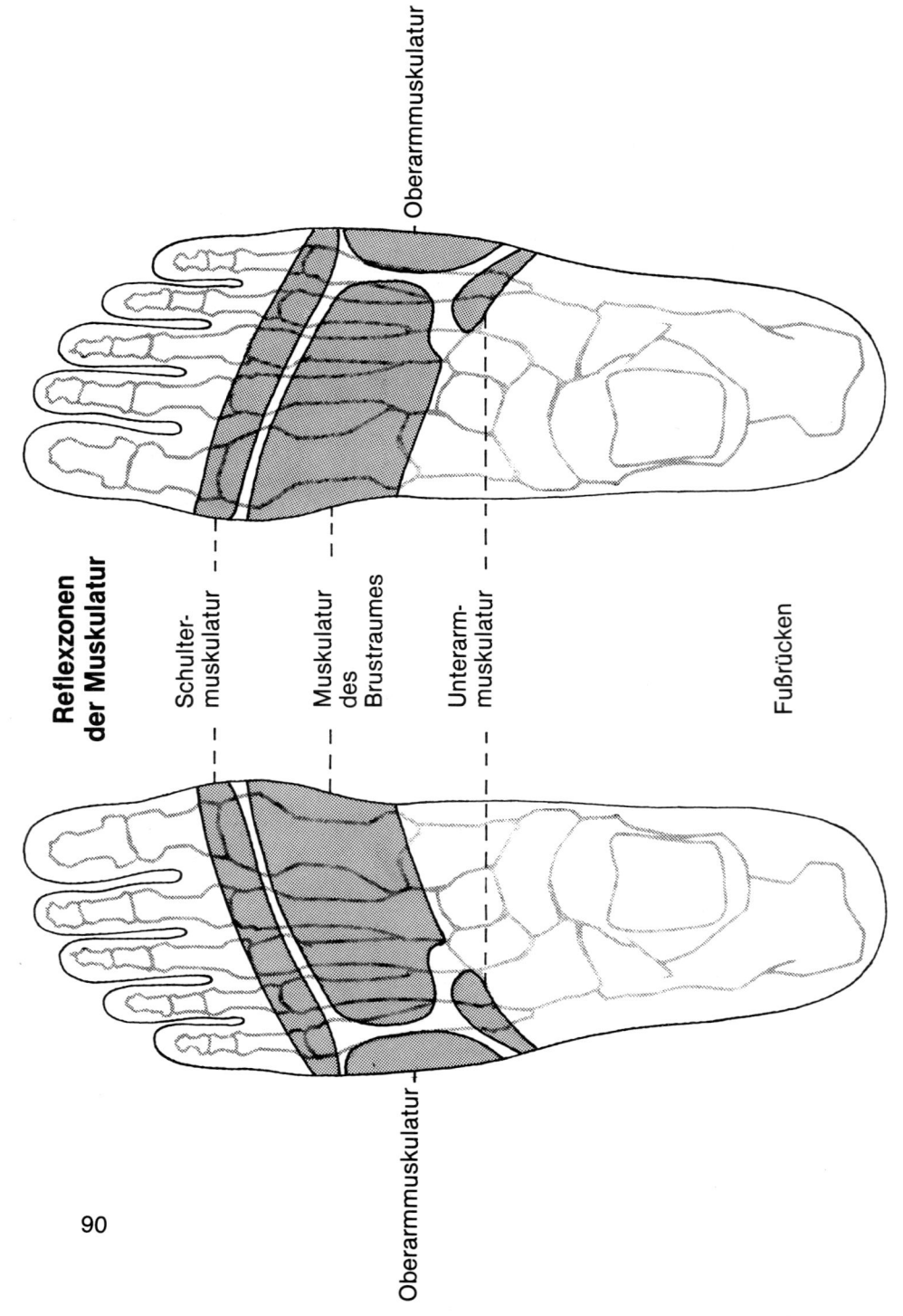

Reflexzonen der Muskulatur

Schulter-
muskulatur

Muskulatur
des
Brustraumes

Unterarm-
muskulatur

Oberarmmuskulatur

Oberarmmuskulatur

Fußrücken

Der Muskel wird von Nerven versorgt, welche motorische (efferente) und sensible (afferente) Fasern enthalten. Die Versorgung mit Nervenimpulsen wird ständig aufrechterhalten, selbst in Ruhestellung. Diese reflektorische Dauerregelung ruft eine Spannung des Muskels hervor, die wir als *Tonus* bezeichnen. Der Tonus ist individuell verschieden, variiert auch bei den einzelnen Menschen und Muskelgruppen und kann bei bestimmten Erkrankungen des Nervensystems abgeschwächt oder gesteigert sein. Wir können über die reflektorischen Zonen auf die gesamte Versorgung der Muskelgewebe erheblichen Einfluß nehmen.

Die Bedeutung von Störungen im Bewegungsapparat

Wenn wir von einem Menschen sagen, daß er den Kopf hängen läßt, daß die Sorgen ihn drücken, daß er ein gebeugter Mensch ist, daß ihm die Angst im Nacken sitzt oder er eine schwere Last zu tragen hat auf seinen Schultern oder vor Wut am ganzen Körper zittert, dann sind dies alles symbolische Aussagen für Ängste, verlorene Kraft, ständigen Druck und Spannung. Wirbelsäule, Muskeln und Gelenke symbolisieren die gesamte Ausdrucksmöglichkeit der menschlichen Haltung. Der Körper drückt ständige Spannungen und Belastungen in einer Dauer- oder Fehltonisierung von bestimmten Muskelgruppen aus. Hier zeigt sich wieder ganz deutlich, wie wichtig es ist, nicht nur auf der körperlich-symptomatischen Ebene zu arbeiten, sondern auch die seelisch-geistige Ebene mit einzubeziehen. Ist bei einem Menschen selbst in Ruhelage die Muskulatur in einem überhöhten Spannungszustand, so ist anzunehmen, daß bestimmte Emotionen gehemmt und unterdrückt oder aggressive Impulse verleugnet werden. Der Körper versucht diese Spannung über eine gesteigerte Muskelaktivität abzuführen. Dauert dieser Spannungszustand längere Zeit, so kann daraus ein richtiger Panzer werden, der einerseits den Betreffenden zwar in gewisser Weise schützt, ihn andererseits aber auch in seiner Gesamtbeweglichkeit (körperlich, geistig und seelisch) erheblich behindert.

Reflexzonen des Kopfbereiches

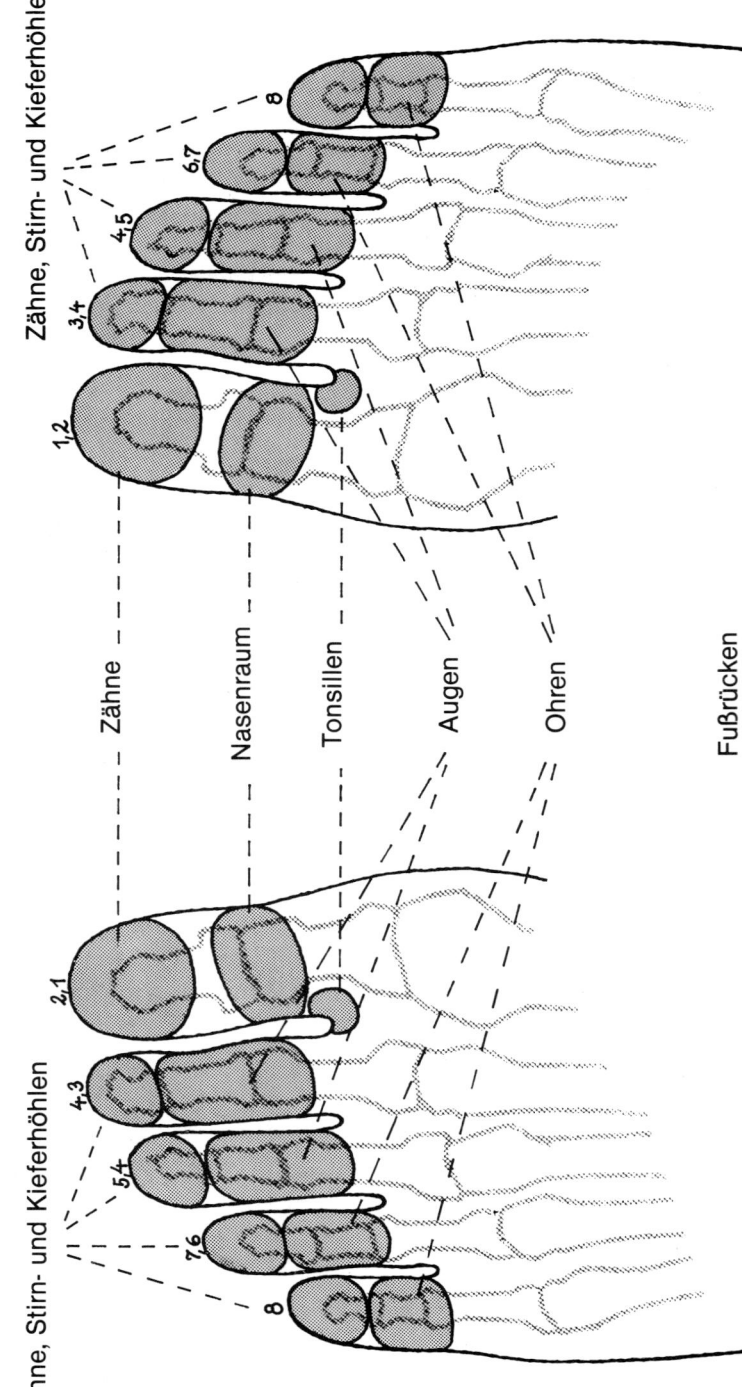

Zähne, Stirn- und Kieferhöhlen

Zähne, Stirn- und Kieferhöhlen

Zähne

Nasenraum

Tonsillen

Augen

Ohren

Fußrücken

Die Zonen des Kopfes

Im *Schädel* finden wir das Gehirn, die Sinnesorgane und Anfangsteile des Atem- und Speiseweges.
Wir unterscheiden zwischen:

- Gehirnschädel (Neurocranium)
- Gesichtsschädel (Viscerocranium)

Bei der Projektion der Kopfzone auf die reflektorischen Bereiche des Fußes stoßen wir auf eine Besonderheit: Der Kopf findet sich als Reflexzone sowohl in allen Zehen als auch als nochmalige Verkleinerung lediglich in der Großzehe wieder.
Verspannungen im Nacken-Hals-Bereich sind durch Bewegungstraining des Großzehengelenkes ergänzend zu behandeln, denn das Kreisen der Großzehe im Grundgelenk entspricht dem Kreisen des Kopfes am Hals.

reflektorische Zone	Lage
Kopfhinterseite	Großzehenbeere/Fuß (plantar)
Kopf/Gesicht	Großzehe (dorsal)
Schädelbasis	Gelenkrille unter Großzehenbeere
Augen	2./3. Zehen
Ohren	4./5. Zehen
Nasen-Rachen-Raum/Mundhöhle	Großzehe (dorsal)
obere Lymphwege	Zehenzwischenräume (Interdigitalräume)

Reflexzonen des Kopfbereiches

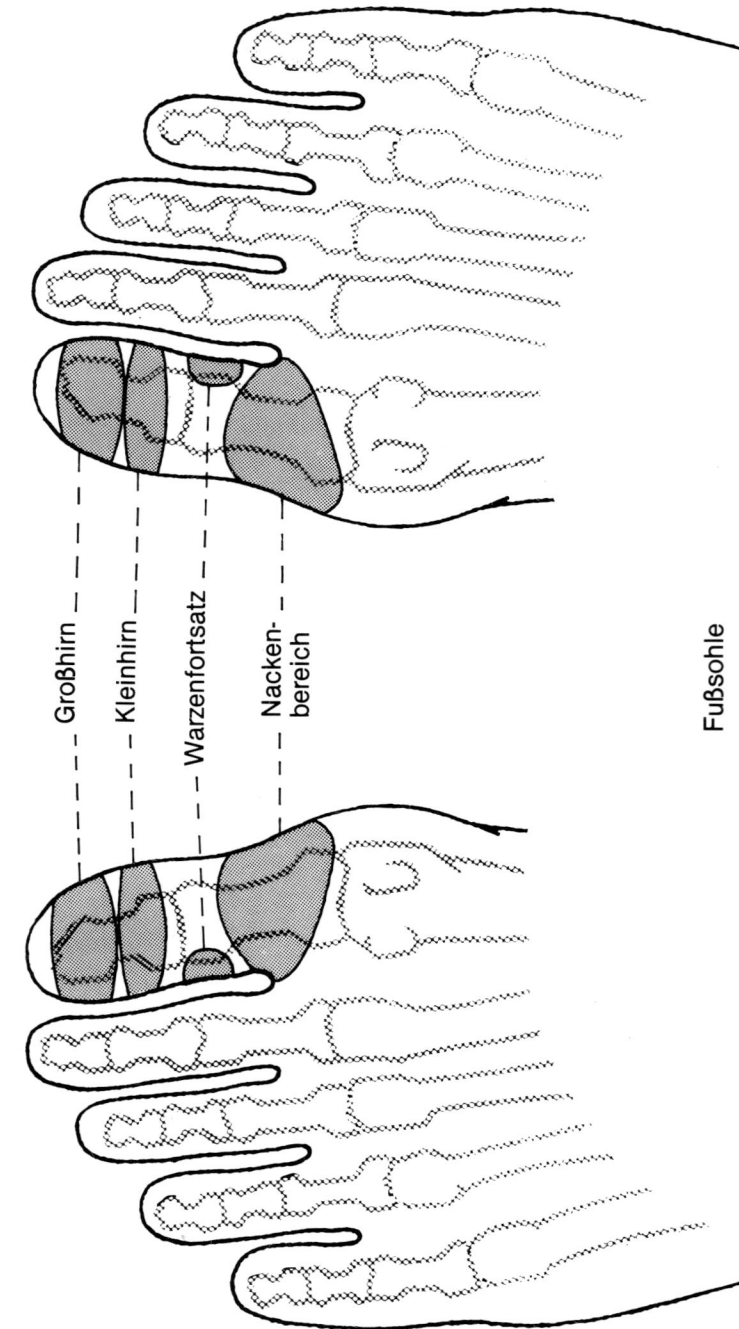

Großhirn

Kleinhirn

Warzenfortsatz

Nacken-
bereich

Fußsohle

94

Reflexzonen des Kopfbereiches

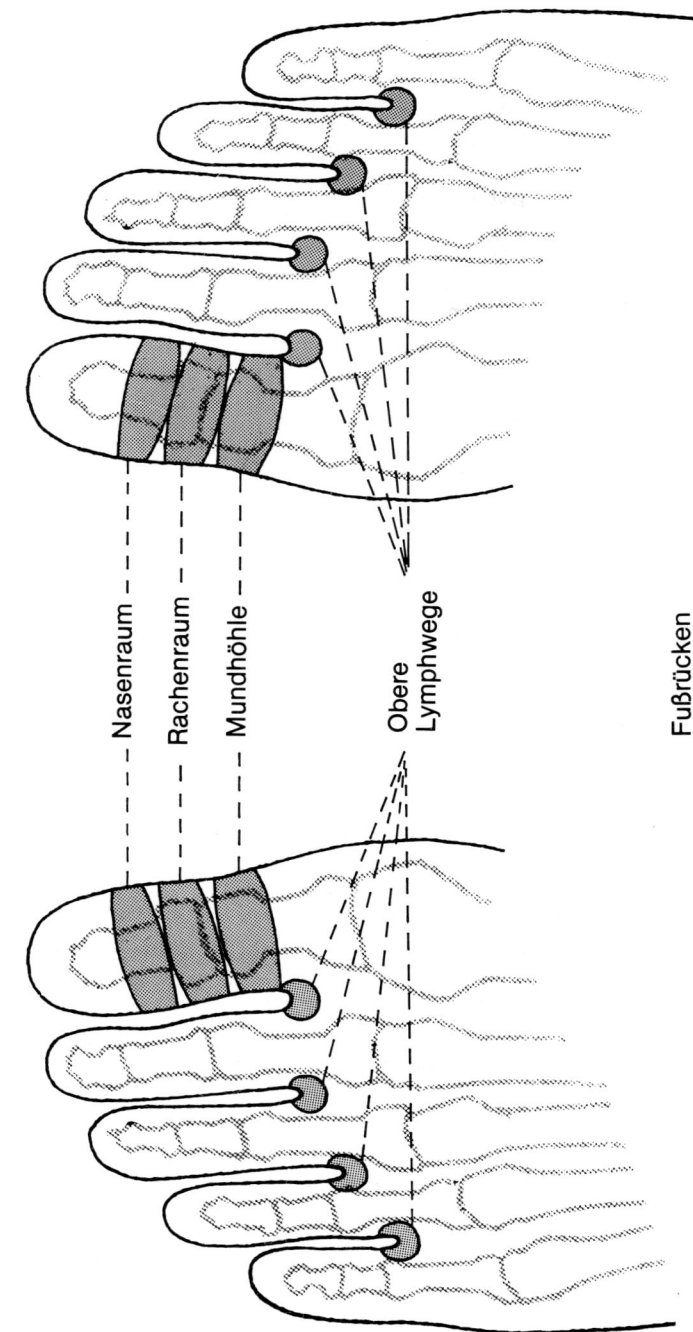

Nasenraum

Rachenraum

Mundhöhle

Obere
Lymphwege

Fußrücken

95

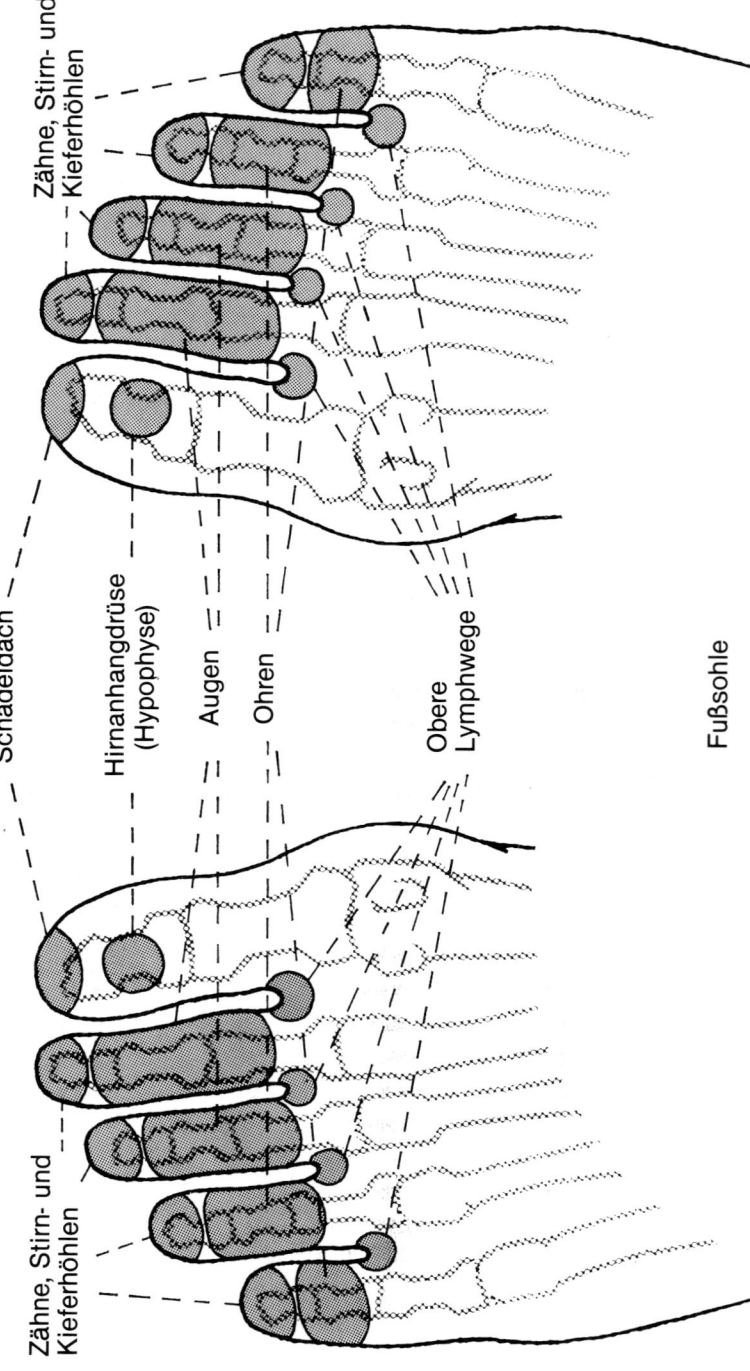

Reflexzonen des Kopfbereiches

Schädeldach

Zähne, Stirn- und Kieferhöhlen

Hirnanhangdrüse (Hypophyse)

Augen

Ohren

Obere Lymphwege

Zähne, Stirn- und Kieferhöhlen

Fußsohle

Die Praxis hat gezeigt, daß Kurzsichtigkeit an den zweiten Zehen und Weitsichtigkeit an den dritten Zehen wirksam beeinflußt werden können. Augen, Ohren (Innenohr: vierte Zehen / Außenohr: fünfte Zehen) und Zähne lassen sich am besten plantar und medial bzw. lateral an den Zehen behandeln. Die Massage der Kopfzonen sollte möglichst alle Seiten erfassen.

Leidet der Behandelte im Interdigitalbereich (Zehenzwischenräume) unter Fußpilzbefall, so lassen wir diese Zonen aus und behelfen uns mit den entsprechenden Reflexzonen an der Hand (Fingerzwischenräume).

Für die Lage der Zähne gilt folgendes:

Zähne	Körperzone	Reflexzone
Schneidezähne (1)	Längszone 1	Großzehen
Schneide-/Eckzähne (2 + 3)	Längszone 2	2. Zehen
vordere Backenzähne (4 + 5)	Längszone 3	3. Zehen
hintere Backenzähne (6 + 7)	Längszone 4	4. Zehen
Weisheitszähne (8)	Längszone 5	5. Zehen

Die Bedeutung von Störungen im Kopfbereich

Hier ist vor allem die Bedeutung der Sinnesorgane hervorzuheben, durch die wir mit der Außenwelt in Verbindung stehen. Mit Hilfe der Sinnesorgane gelangen wir zu einem Bild von der Außenwelt. In dieser Außenwelt, die wir wahrnehmen, widerspiegeln wir uns aber vor allem auch selbst. Das Auge ist nicht nur Organ, über das Bilder von außen nach innen gelangen, sondern das Auge ist ebenso ein Fenster, durch das sich der Mensch in seinen Gefühlen und Stimmungen offenbart. Die Irisdiagnostik betrachtet das Auge als Spiegel des Körpers, in dem sich Gesamtzustand, Charakter und Persönlichkeitsstruktur des Menschen äußern.

Kurzsichtigkeit und Weitsichtigkeit sind die häufigsten Störungen im Augenbereich. Kurzsichtigkeit wird mit Jugend verbunden und bedeutet eine zu starke Ichbezogenheit. Weitsichtigkeit wird allgemein mit dem Alter verbunden, ein Hinweis auf die größere Entfernung und den größeren Überblick. Probleme mit den Augen weisen auch immer darauf hin, daß jemand nicht nur etwas nicht sehen kann, sondern auch oft nicht sehen will. Die Augen kann man vor etwas verschließen, die Ohren nicht. Die Ohren symbolisieren das passive „Sich-Öffnen". Wir schenken jemandem Gehör oder gehorchen jemandem; wir haben ein offenes Ohr. Hören und Gehorchen stehen in engem Zusammenhang. Eine unnachgiebige und starre Haltung im Alter steht in enger Wechselwirkung zur Altersschwerhörigkeit. Wenn wir uns über etwas den Kopf zerbrechen, uns jemandem gegenüber behaupten oder wenn uns jemand den Kopf verdrehen will, wir aber einen kühlen Kopf bewahren, wenn einer mit dem Kopf durch die Wand will oder ihm etwas in den Kopf steigt, so verbinden wir mit jeder dieser Äußerungen eine ganz bestimmte Bedeutung. Wir brauchen diese Bedeutungen nur ernst genug nehmen und erhalten dadurch viele Hinweise auf Belastungen des Kopfes. Kopf und Denken sind eine Einheit, deshalb kann Kopfschmerz auch ein Hinweis auf falsches Denken sein. Die Entsprechungen zwischen Kopf und Unterleib sind vor allem bei Migräne zu beachten. DETHLEFSEN und DAHLKE schreiben in ihrem Buch *Krankheit als Weg,* die Migräne sei eine in den Kopf geschobene Sexualität. Ein Konflikt wird sozusagen auf höherer Ebene bearbeitet. Der Konflikt besteht zwischen oben und unten, zwischen Kopf und Unterleib; der Kopf bildet den Übungsplatz, auf dem die Probleme stellvertretend gelöst werden sollen. Erst wenn dieser Konflikt dort ausgetragen wird, wo er seine Entstehung hat, ist mit einer Heilung zu rechnen. Bei Kopfschmerzen und Migräne sind also immer auch Überlegungen über die Balance zwischen oben und unten sowie über das Gleichgewicht zwischen Denken und Handeln anzustellen.

Die Zonen der Atmungsorgane

Der Atmungstrakt hat ebenso wie der Verdauungstrakt seinen Anfang im Visceralschädel, dementsprechend beginnen die reflektorischen Zonen des Atmungsapparates im Bereich des Mund-Nasen-Raumes. Luftröhrenbereich, Bronchiengebiet und Lunge sind wie folgt reflektorisch zu finden:

reflektorische Zone	Lage
Mund-Nasen-Raum	Großzehe (dorsal)
Luftröhre	lateral vom Großzehengrundgelenk bis zur Hälfte der Mittelfußknochen (plantar und dorsal)
Lunge	gesamtes Mittelfußgebiet
Zwerchfell	direkt unterhalb des Quergewölbes

Das Zwerchfell trennt den Atmungsteil vom Ernährungsteil; das Sonnengeflecht trägt zudem die Hauptlast des Konfliktes zwischen oberer und unterer Hälfte des Körpers. Bei vielen Menschen dominiert jeweils eine Hälfte. Die Arbeit an der reflektorischen Zone des Zwerchfells eignet sich daher hervorragend, hier eine Balance zu schaffen. Das Zwerchfell (Diaphragma) bildet als wichtigster Atemmuskel die Trennung zwischen Brustraum und Bauchraum, es wird vom Nervus phrenicus (= motorischer und sensibler Nervenast) nerval versorgt.
Die Kontraktion des Diaphragmas führt zu einer Vergrößerung des Brustraumes und bewirkt das Einatmen. Beim Ausatmen wölbt sich das erschlaffte Zwerchfell in den Brustraum vor.
Für die reflektorische Behandlung des Zwerchfells hat sich ein kleines Gebiet als therapeutisch äußerst effizient erwiesen, obwohl das Zwerchfell selbst eigentlich im gesamten Rumpf (transversal) gelagert ist. Dieses

Gebiet ist im Zwischenraum der Längszonen 2 und 3 direkt unter dem Quergewölbe zu finden. Diese Stelle fällt zusammen mit dem *Sonnengeflecht (Solar-Plexus)*, einem wichtigen Zentrum für den vegetativen Bereich.

Der einfühlsamen Behandlung des Solar-Plexus kommt bei der Reflexzonenmassage größte Bedeutung zu: Beruhigung, Abbau von Streß, Nervosität, gleichmäßige und tiefe Atmung, allgemeine Entspannung und Aufnahmebereitschaft für therapeutische Reize können von hier aus bewirkt werden. Wird der individuelle Atemrhythmus bei der Behandlung mit einbezogen, so führt dies zu einem optimalen Arbeitsergebnis mit deutlicher Reduktion der Schmerzempfindlichkeit an den belasteten Zonen des Behandelten.

Atmungsphase des Patienten	therapeutischer Reiz
Einatmung (Inspiration)	leichte Aktivierung, Druck der reflektorischen Zone des Zwerchfells unter Ausübung eines dreidimensional angelegten Zuges an den Fersen (Drehgriff zur Beckenraumentspannung)
Ausatmung (Exspiration)	Nachlassen des verstärkten Druckes, Zurückgleiten in Ausgangslage

Dieser therapeutische Reiz wird ca. 15- bis 20mal an jedem Fuß wiederholt. Der geschilderte Arbeitsgriff eignet sich hervorragend auch für atemtherapeutische Zwecke.

Reflexzonen der Atmungsorgane

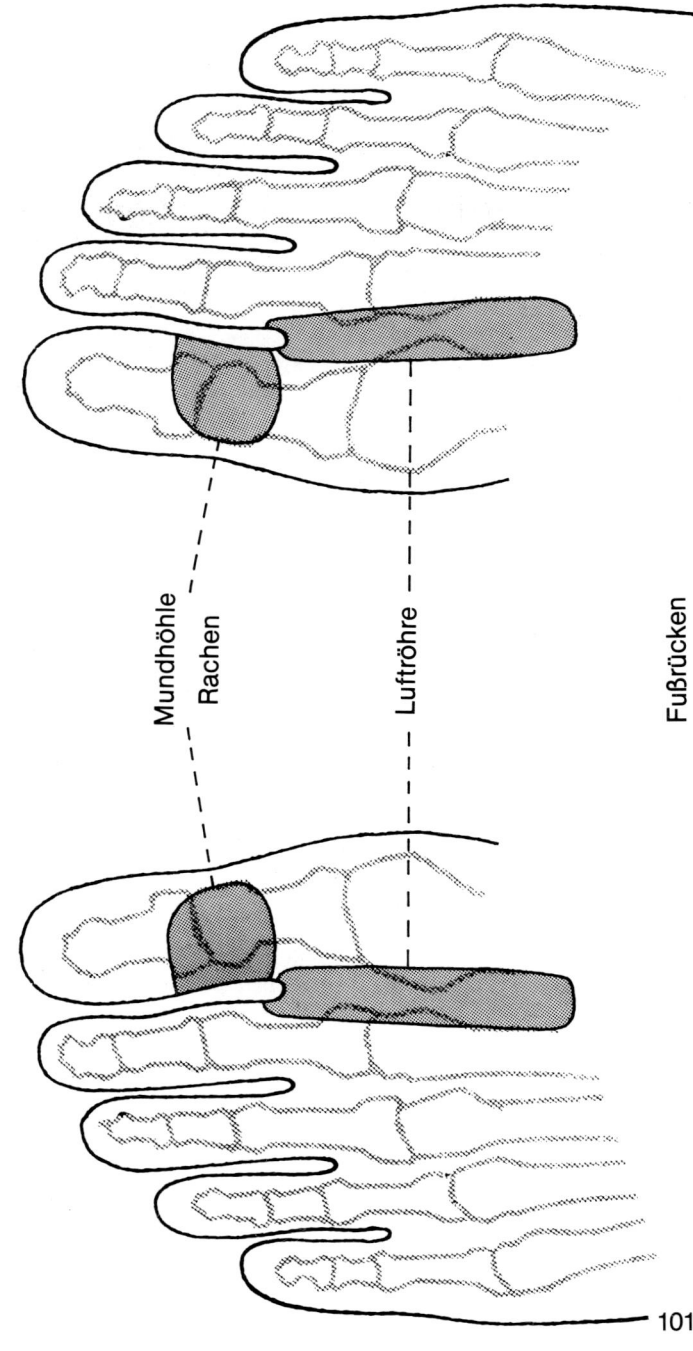

Mundhöhle
Rachen

Luftröhre

Fußrücken

Reflexzonen der Atmungsorgane

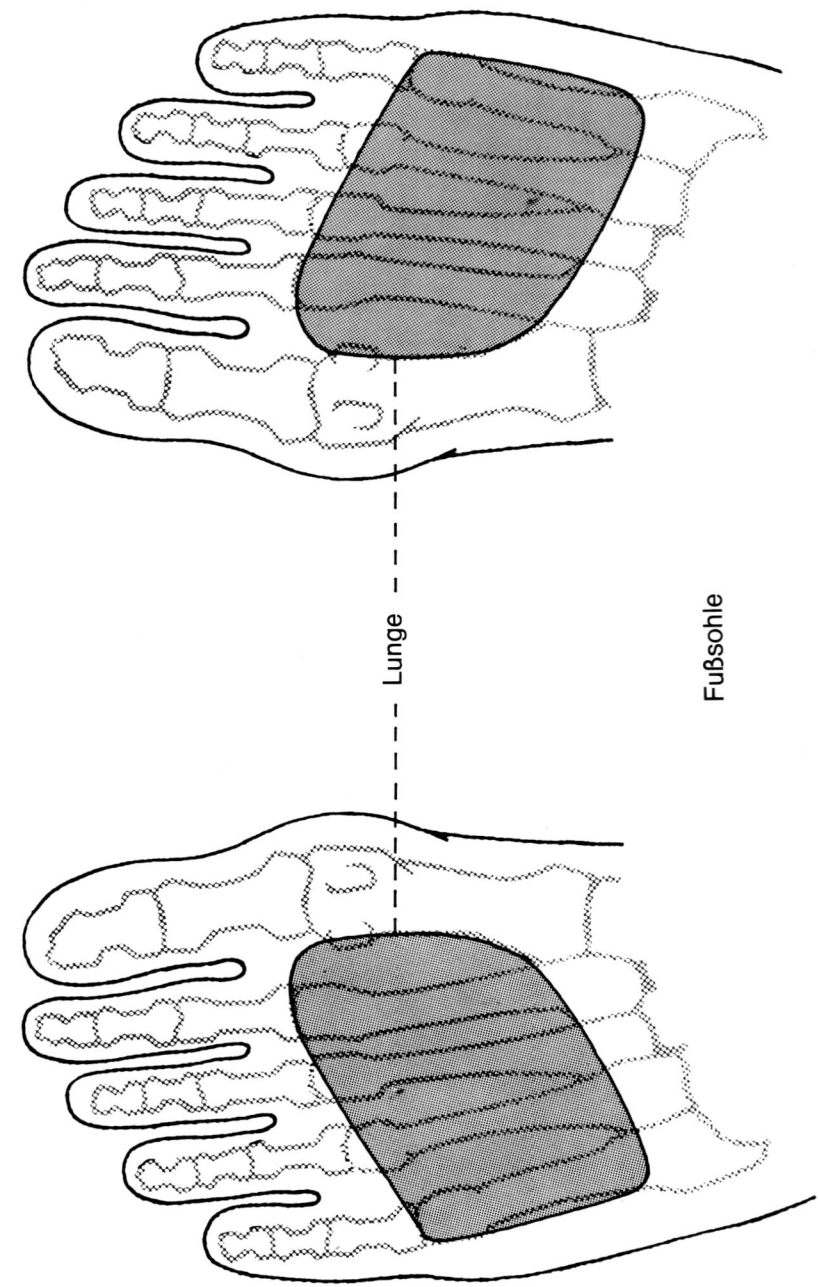

Lunge

Fußsohle

Reflexzonen der Atmungsorgane

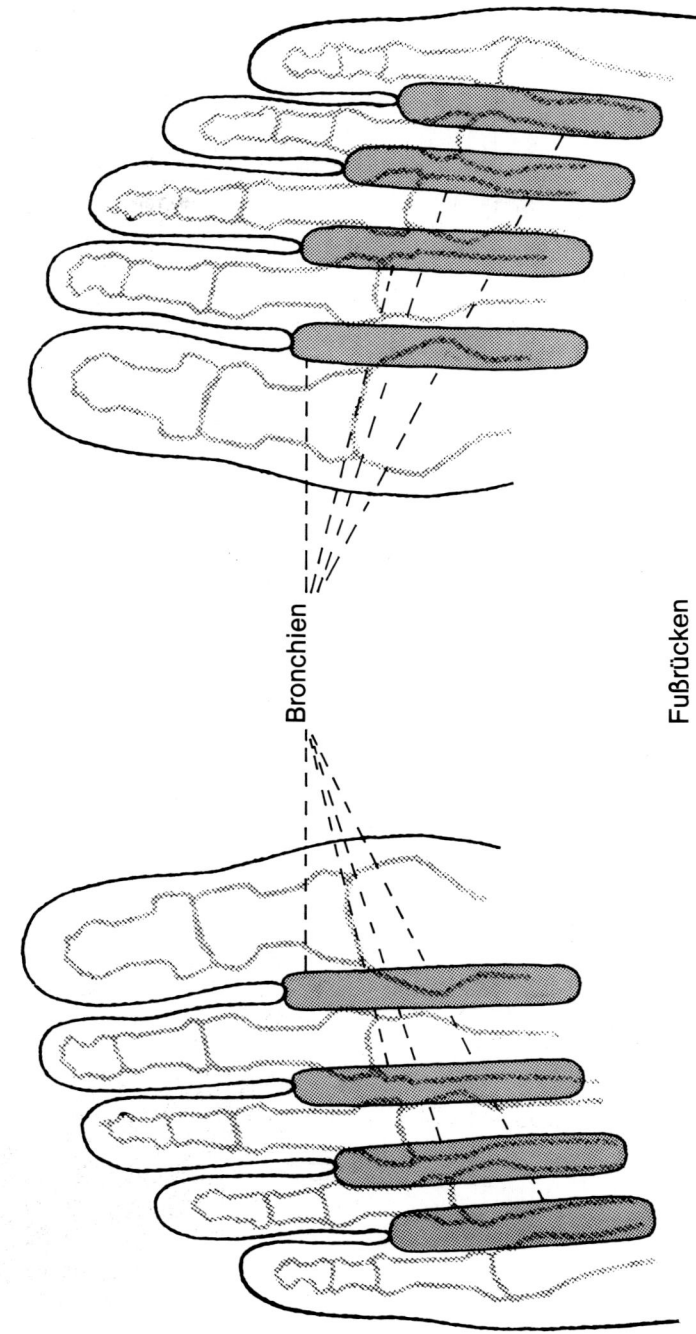

Bronchien

Fußrücken

Reflexzonen der Atmungsorgane

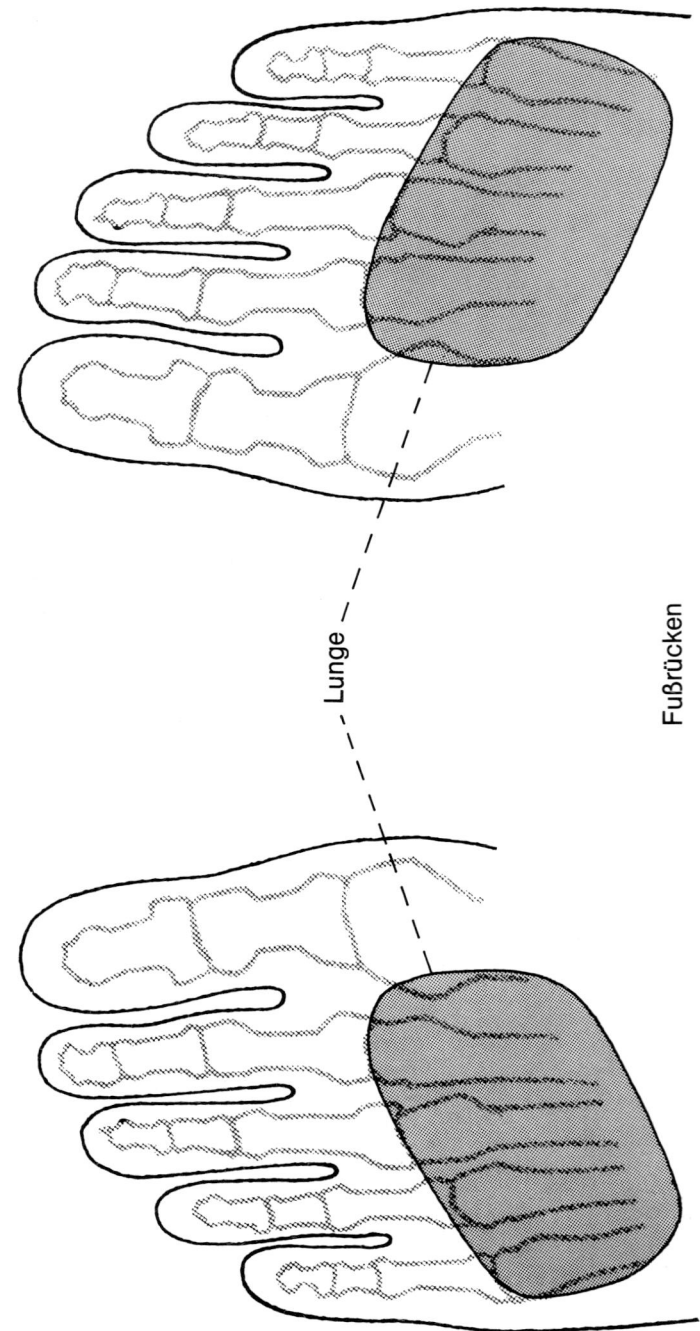

Lunge

Fußrücken

Reflexzonen der Atmungsorgane

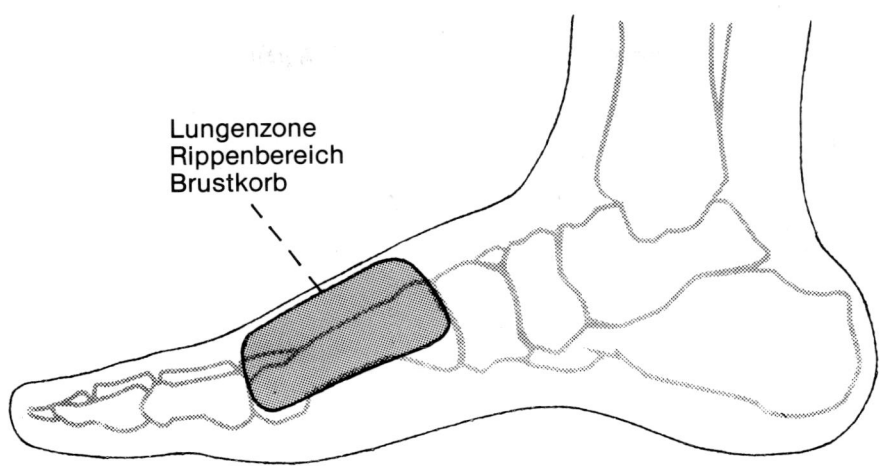

Lungenzone
Rippenbereich
Brustkorb

Fußinnenseite

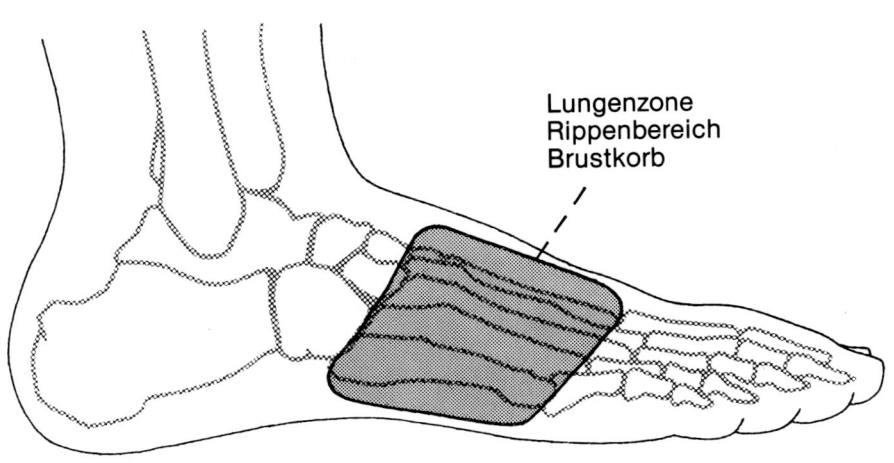

Lungenzone
Rippenbereich
Brustkorb

Fußaußenseite

Reflexzonen der Atmungsorgane

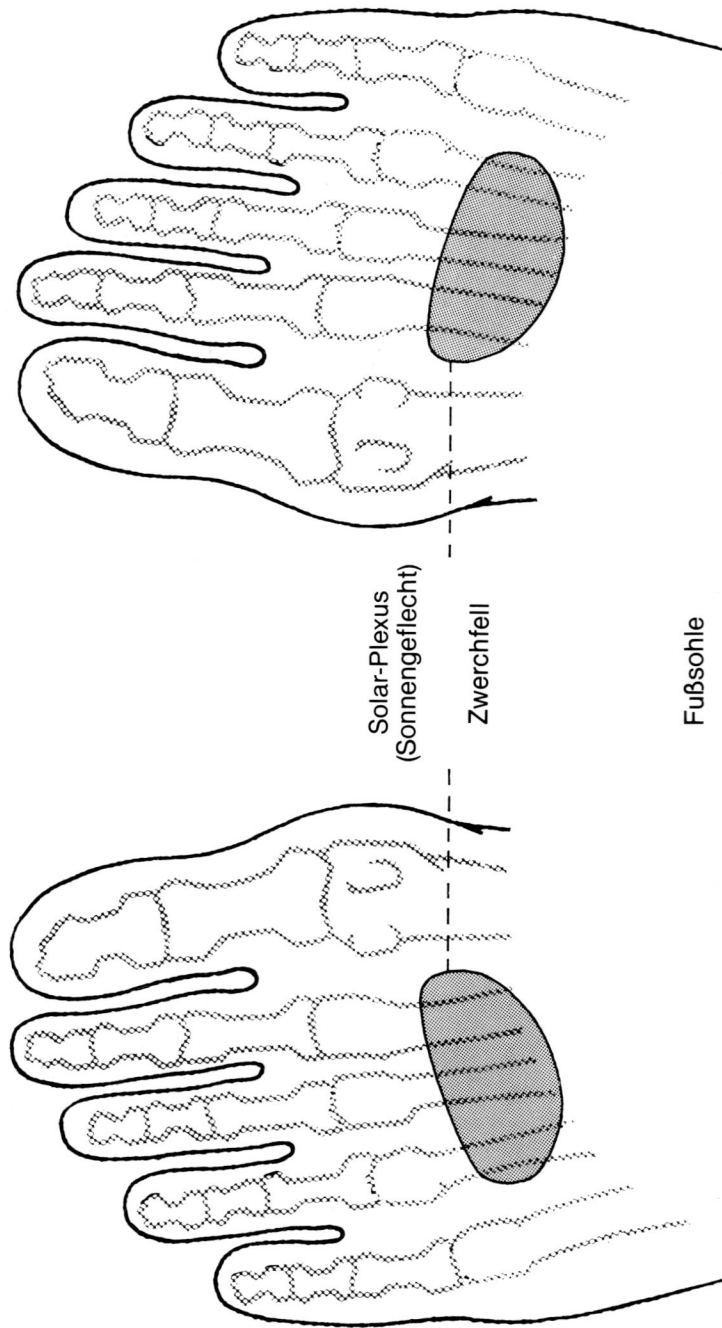

Solar-Plexus
(Sonnengeflecht)

Zwerchfell

Fußsohle

Die Bedeutung von Belastungen im Atmungsbereich

Atmung bedeutet Leben. Wie wir atmen, so leben wir; wie wir leben, so atmen wir. Die Atmung steht in unmittelbarem Zusammenhang mit unserer Begegnung und Auseinandersetzung mit der Welt. Wenn wir von einem Menschen sagen, daß ihm die Luft wegblieb, daß es ihm den Atem verschlagen hat oder daß er jemandem etwas hustet, so drücken diese Worte eine unmittelbare Störung in der Beziehung zur Umwelt aus. Atmung ist ein Symbol des Tauschens, des Gebens und Nehmens, von Spannung und Entspannung. Der Atmung muß man sich öffnen können. Der Atemstrom soll frei durch den gesamten Körper fließen. Über die Atmung sind wir mit dem Leben in Verbindung. Von der Atmung können wir uns nicht abkapseln. Durch die Atemluft sind wir mit allem, was uns umgibt, verbunden. Atmung hat also einen starken symbolischen Wert für die Beziehung. Nach der Geburt werden wir mit dem ersten Atemzug selbständig und frei. Bekommt jemand schwer Luft, ist dies manchmal ein deutlicher Hinweis auf die Angst vor der Freiheit und Selbständigkeit. Erst wenn wir uns frei fühlen, können wir auch frei durchatmen. Jeder, der Probleme mit der Atmung hat, sollte sich fragen, was ihm den Atem verschlägt, was er nicht hinnehmen will bzw. was er nicht hergeben kann. Ein spezielles Krankheitsbild im Bereich der Atmung stellt das Asthma dar. Das Problem des Asthmatikers liegt darin, daß er meist zuviel nimmt. Er holt zuviel Luft, will davon nichts mehr hergeben und kann damit auch kaum mehr von dem nehmen, was er so notwendig braucht. Beim Asthmatiker sind die Gegensätze Geben und Nehmen in größtem Ungleichgewicht. Der Asthmatiker bekommt deshalb keine Luft, weil er sich zuviel davon behält. Er ist oft ein Mensch mit großem Herrschaftsstreben und meistens kopflastig. Im Grunde hat der Asthmatiker eine lebensfeindliche Einstellung. Der Asthmakranke ist immer bereit, in Feindschaft zu gehen mit der lebendigen Situation und mit allen Menschen um ihn. Dabei ist er aber unfähig, sich von entstehenden Aggressionen zu befreien. Er reagiert, indem es ihm den Atem verschlägt. Diese Art der Reaktion nimmt ihm die Chance, sich zu befreien, seine Aggressionen auszuleben und sich damit „freizuatmen".

Die Zonen der Verdauungsorgane

Der Verdauungsvorgang liefert nicht nur die Kräfte zur Selbsterhaltung des Körpers bzw. zu dessen Wachstum, sondern auch die Energie, um die Temperatur im Körper konstant halten zu können und chemische bzw. mechanische Arbeit zu leisten.
Wir teilen den Verdauungstrakt wie folgt ein:

- Mundhöhle, Zähne
- Schlund (Pharynx)
- Speiseröhre (Oesophagus)
- Magen (Ventriculus)
- Bauchspeicheldrüse (Pancreas)
- Leber (Hepar)
- Gallenblase (Vesica fellea)
- Dünndarm (Intestinum tenue)
- Dickdarm (Colon)
- Mastdarm (Rectum)
- Analkanal (Canalis analis)

Schlund (Pharynx)

Der Schlund hat drei Teile, im mittleren Bereich kreuzen sich Atem- und Speiseweg.

Speiseröhre (Oesophagus)

Der Rachen wird mit dem Magen durch die Speiseröhre verbunden. Sie ist ein ca. 25 cm langer Schlauch, der hinter der Luftröhre und vor der Wirbelsäule liegt.

Magen (Ventriculus)

Der Magen liegt im linken Oberbauch (zwischen Leber und Milz, hinter ihm die Bauchspeicheldrüse) und stellt eine Ausweitung des Verdauungsschlauchs dar. Die peristaltische Bewegung (ein Charakteristikum des gesamten Verdauungsschlauches) des Magens wird von autonomen Schaltstellen in der Magenwand (Nervengeflechte) gesteuert und erfolgt in Schüben. Die Verweildauer der Speisen im Magen liegt (abhängig von der Beschaffenheit und Zusammensetzung dieser) normalerweise zwischen einer und fünf Stunden.

Bauchspeicheldrüse (Pancreas)

Sie liegt hinter dem Magen und erzeugt pro Tag einen halben bis eineinhalb Liter Pancreassaft. Dieser Saft (Bauchspeichel) enthält vor allem Stoffe (Enzyme) für die Fettverdauung und Eiweiß- und Kohlehydratverdauung.

Die Bauchspeicheldrüse kann entzündlich erkranken (akute Entzündungen oft blitzartig nach zu reichlichen Mahlzeiten) oder geschwulstig entarten.

Wird die Bauchspeicheldrüse entfernt, müssen ihre Produkte durch Insulininjektionen (Enzymtabletten) ersetzt werden, da sonst schwere Störungen im Zuckerhaushalt und entsprechende Verdauungsstörungen auftreten würden.

Leber (Hepar)

Die Leber ist eine Anhangdrüse des Darms und liegt im rechten Oberbauch; der linke Lappen reicht aber weit nach links. Die Leber erfüllt wichtige Stoffwechselaufgaben und hat enge Beziehungen zu Blut und Kreislauf.

Funktionen der Leber:

- Drüsenfunktion (Gallenproduktion)
- Bilirubinkreislauf (bei Störungen: Gelbsucht)
- Stoffwechsel (Kohlehydrate/Eiweiße, Harnstoffbereitung/Entgiftung)
- Kreislauf (Blutspeicherung/Blutbildung, Eisenspeicherung/Blutgerinnung)

Dünndarm (Intestinum tenue)

Der Dünndarm ist mit einer Länge von ca. 4 Metern einer der wichtigsten Abschnitte der Verdauungswege. Hier werden Nahrungsmittel in einfache Bestandteile zerlegt, die dann von den Epithelzellen des Darms aufgenommen werden.

Reflexzonen der Verdauungsorgane

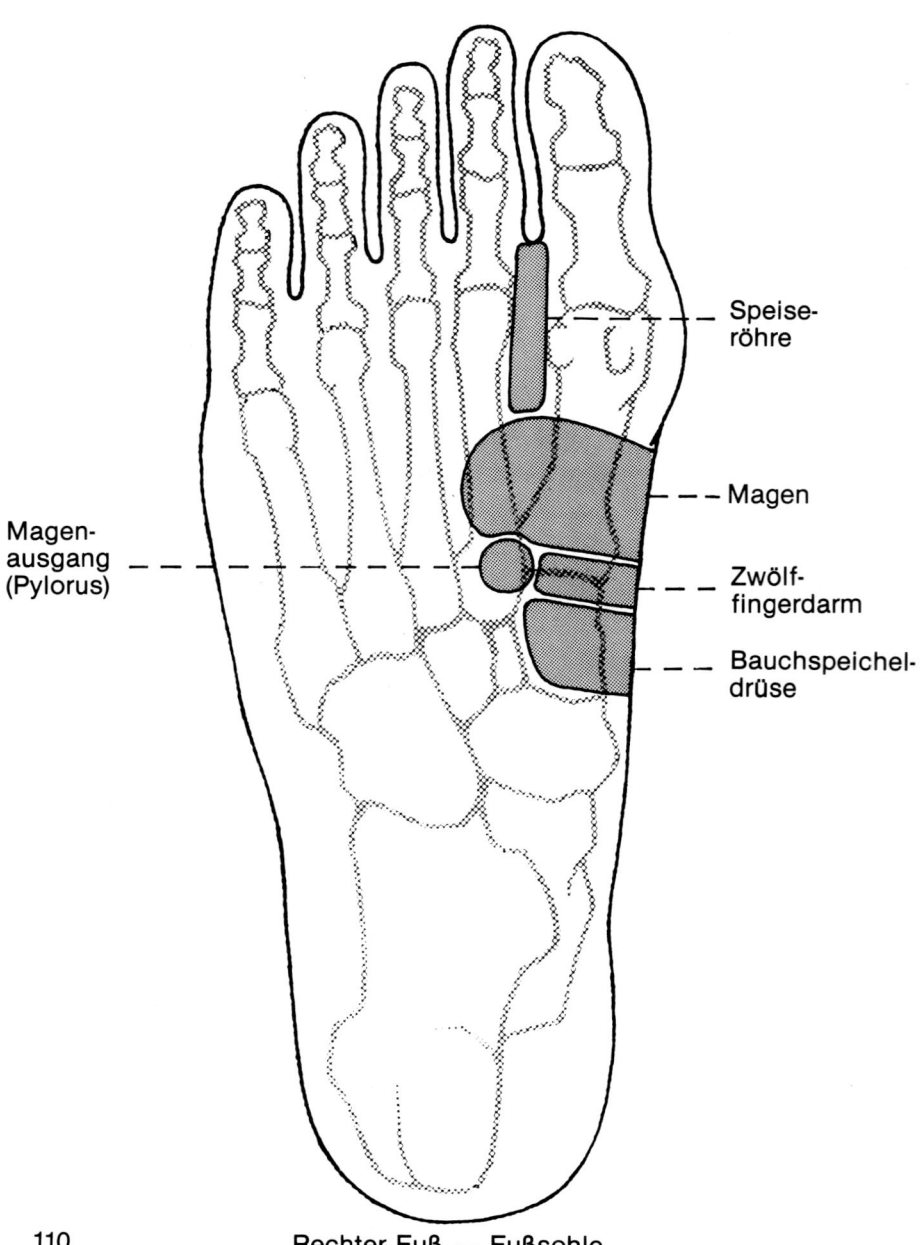

Speise-
röhre

Magen

Magen-
ausgang
(Pylorus)

Zwölf-
fingerdarm

Bauchspeichel-
drüse

Rechter Fuß — Fußsohle

Reflexzonen der Verdauungsorgane

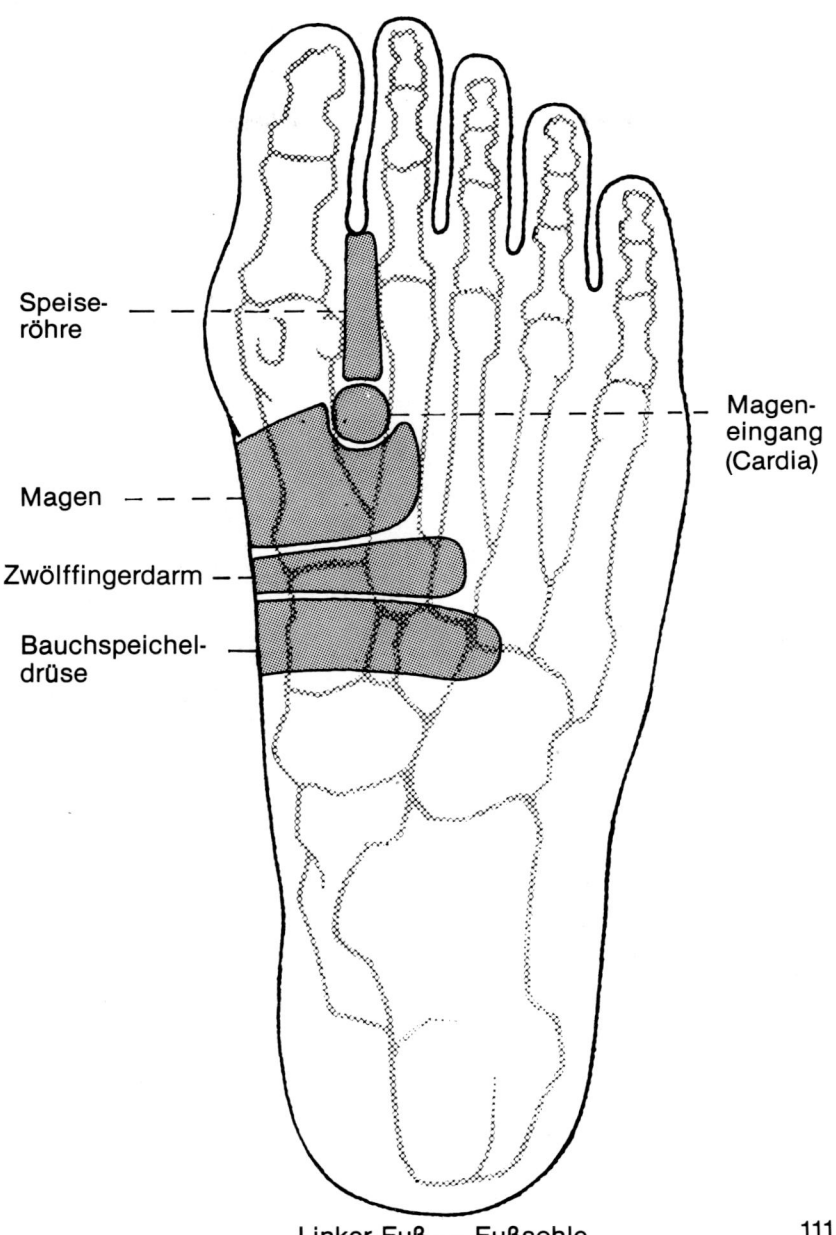

Speise-
röhre

Mageneingang
(Cardia)

Magen

Zwölffingerdarm

Bauchspeichel-
drüse

Linker Fuß — Fußsohle

111

Reflexzonen der Verdauungsorgane

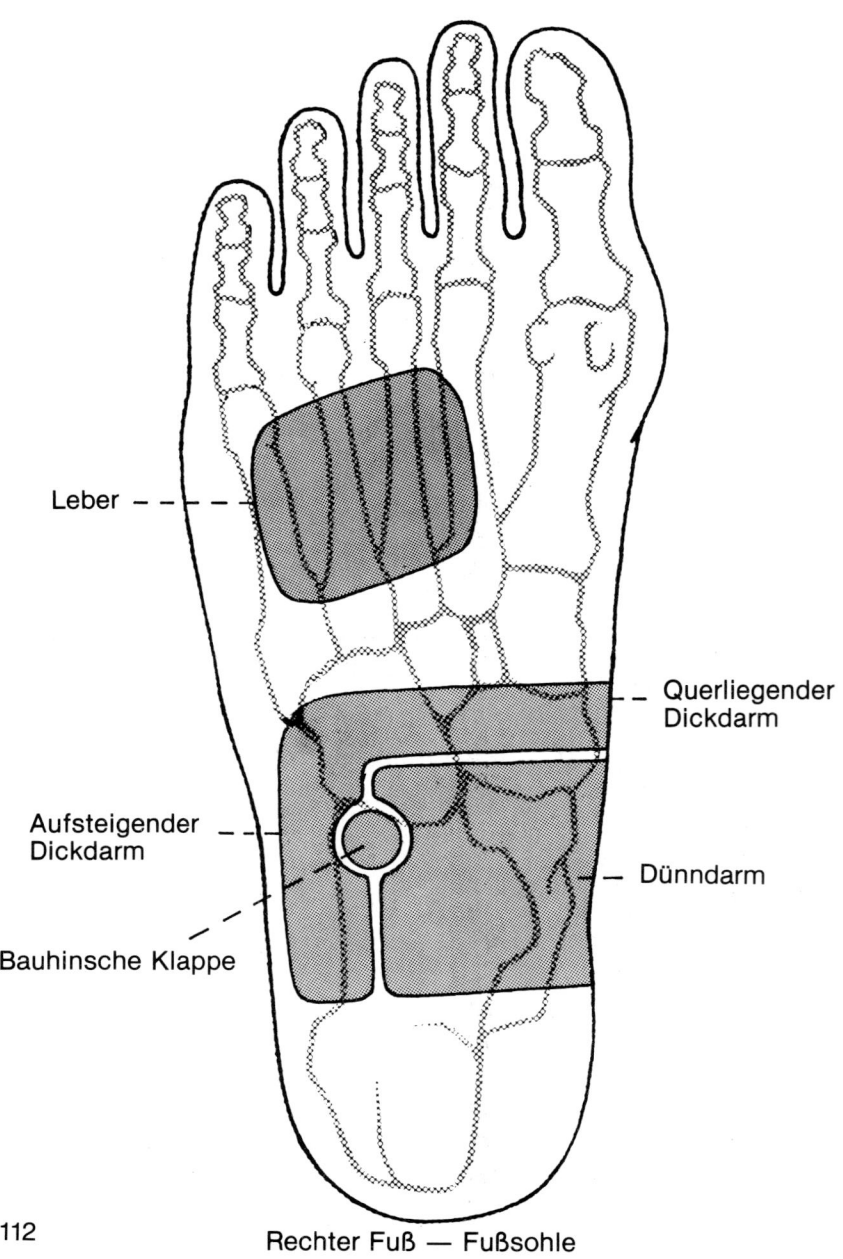

Leber

Querliegender Dickdarm

Aufsteigender Dickdarm

Dünndarm

Bauhinsche Klappe

Rechter Fuß — Fußsohle

Reflexzonen der Verdauungsorgane

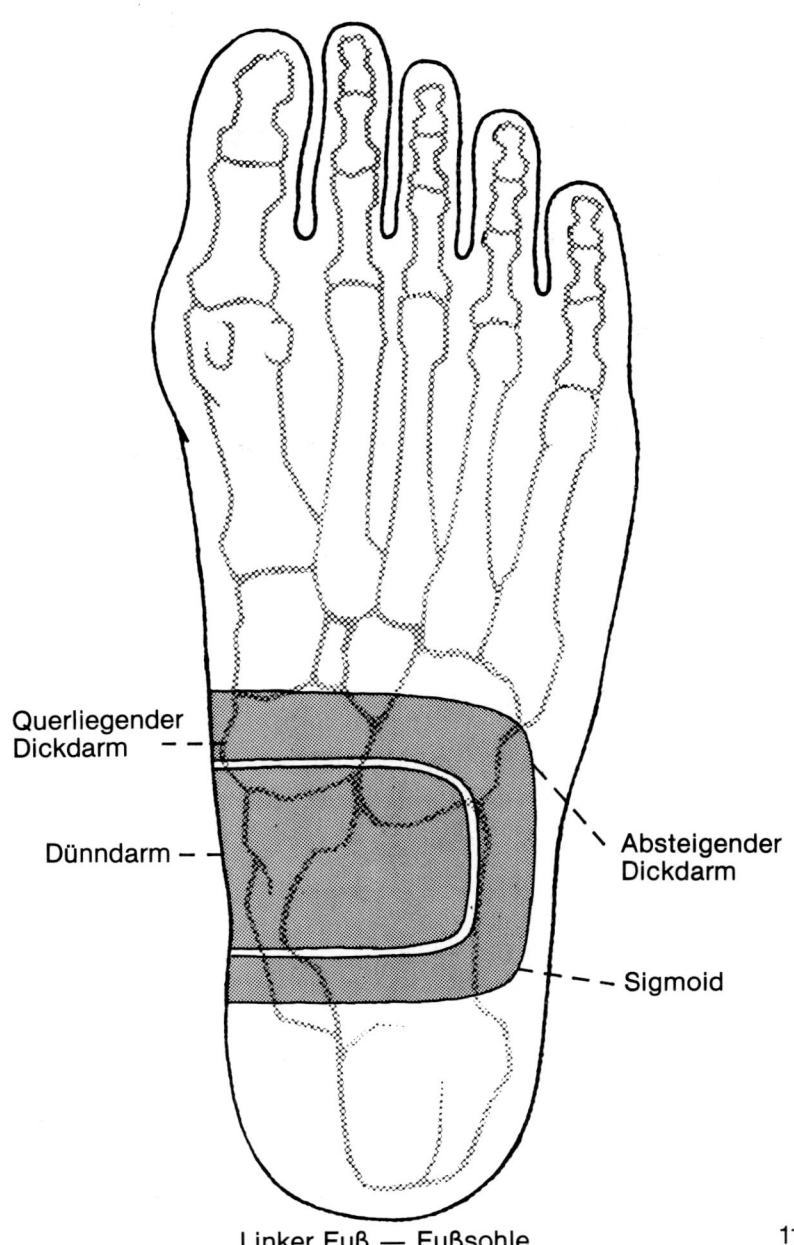

Querliegender Dickdarm — —

Dünndarm —

Absteigender Dickdarm

Sigmoid

Linker Fuß — Fußsohle

Am Dünndarm unterscheidet man:

- Duodenum (Zwölffingerdarm)
- Jejunum (Leerdarm)
- Ileum (Krummdarm)

Die Darmbewegungen sind autonom, d. h. sie haben ihren Ursprung in der nervalen Steuerung der Darmmuskulatur selbst. Die Entleerung des Dünndarms in den Dickdarm erfolgt schubweise. Das Ende des Dünndarms ist so in den Dickdarm eingestülpt, daß zwei Falten entstehen: die BAUHINschen Klappen. Dadurch wird der Rückfluß des Dickdarminhaltes in den Dünndarm unmöglich.

Dickdarm (Colon)

Der Dickdarm umgibt den Dünndarm wie ein Rahmen und wird unterteilt in:

- Blinddarm (Caecum)
- aufsteigender Dickdarm (Colon ascendens)
- querliegender Dickdarm (Colon transversum)
- absteigender Dickdarm (Colon descendens)
- Sigmaschleife (Colon sigmoideum)

Im Dickdarm wird die Verdauung fortgeführt und vor allem Wasser resorbiert; dabei verdickt sich der *Chymus* (Speisebrei) allmählich zu Kot.

Mastdarm (Rectum)

Der Mastdarm schließt ohne scharfe Grenze an das Colon an und mündet in eine mit zwei Schließmuskeln versehene Öffnung (After/Anus).
In der Übergangszone zum After haben die Darmschleimhäute die Form längsgestellter Falten, in denen viele Venen vorkommen. Sackt die Wand dieser Venen aus, so entstehen Hämorrhoiden (innere oder äußere).

Reflexzonen der Verdauungsorgane

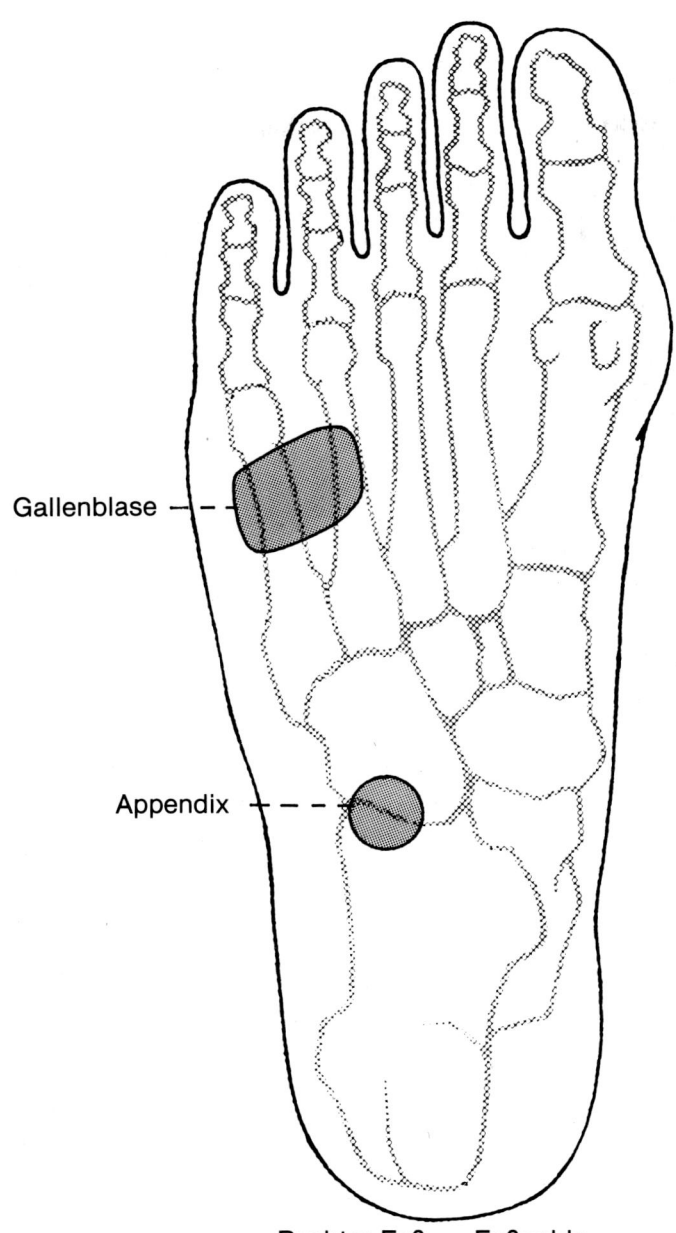

Gallenblase

Appendix

Rechter Fuß — Fußsohle

Reflexzonen der Verdauungsorgane

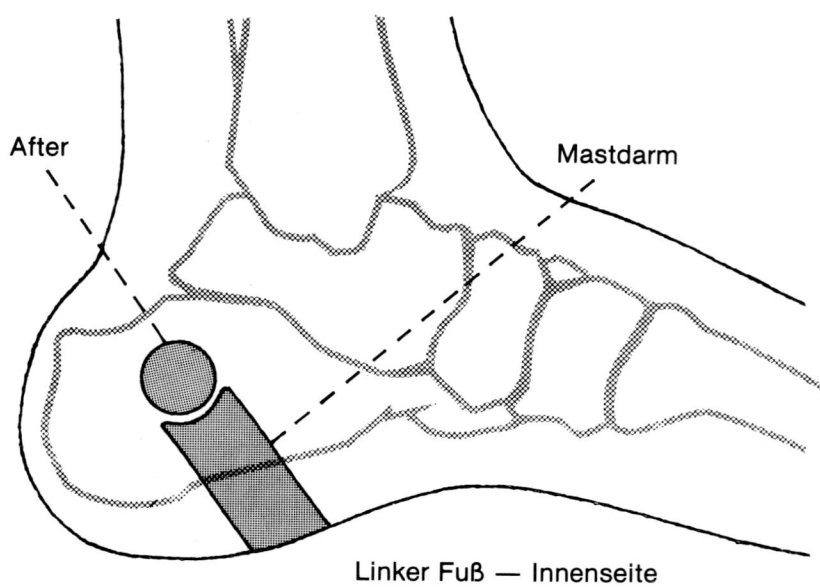

After

Mastdarm

Linker Fuß — Innenseite

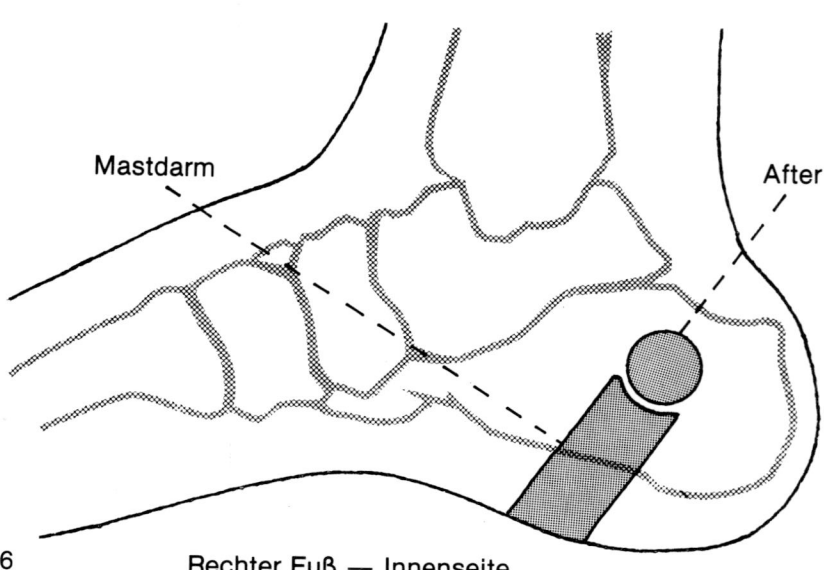

Mastdarm

After

Rechter Fuß — Innenseite

Reflexzonen der Verdauungsorgane

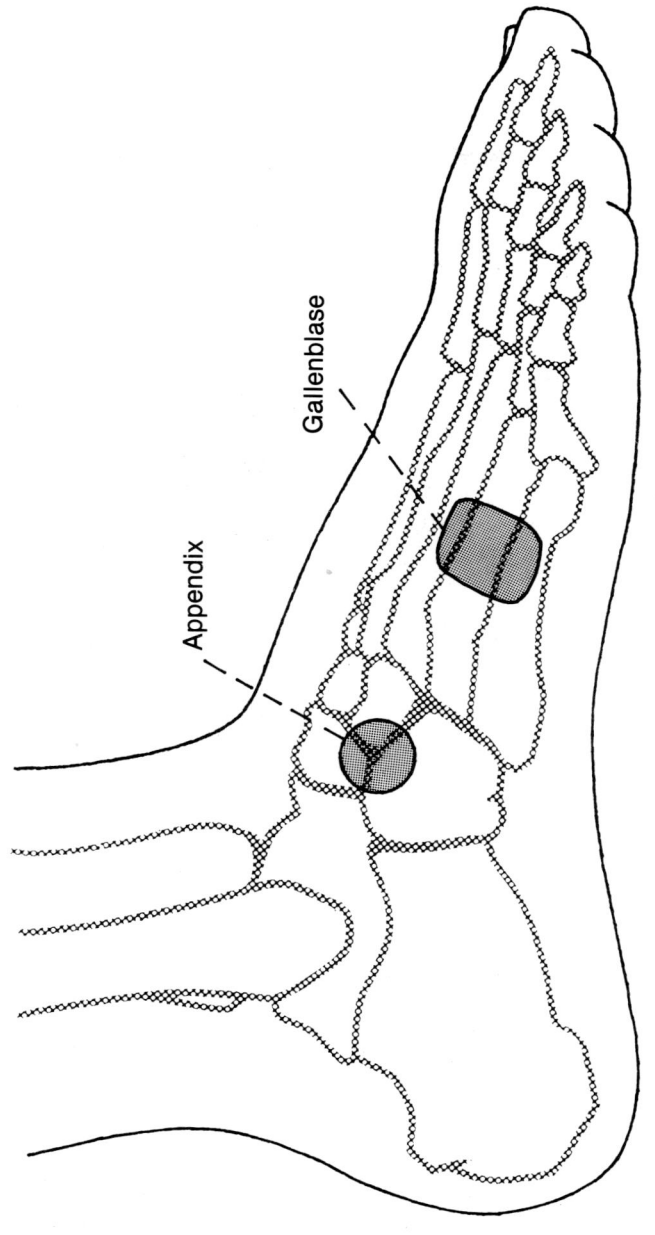

Gallenblase

Appendix

Rechter Fuß — Außenseite

117

Reflexzonen der Verdauungsorgane

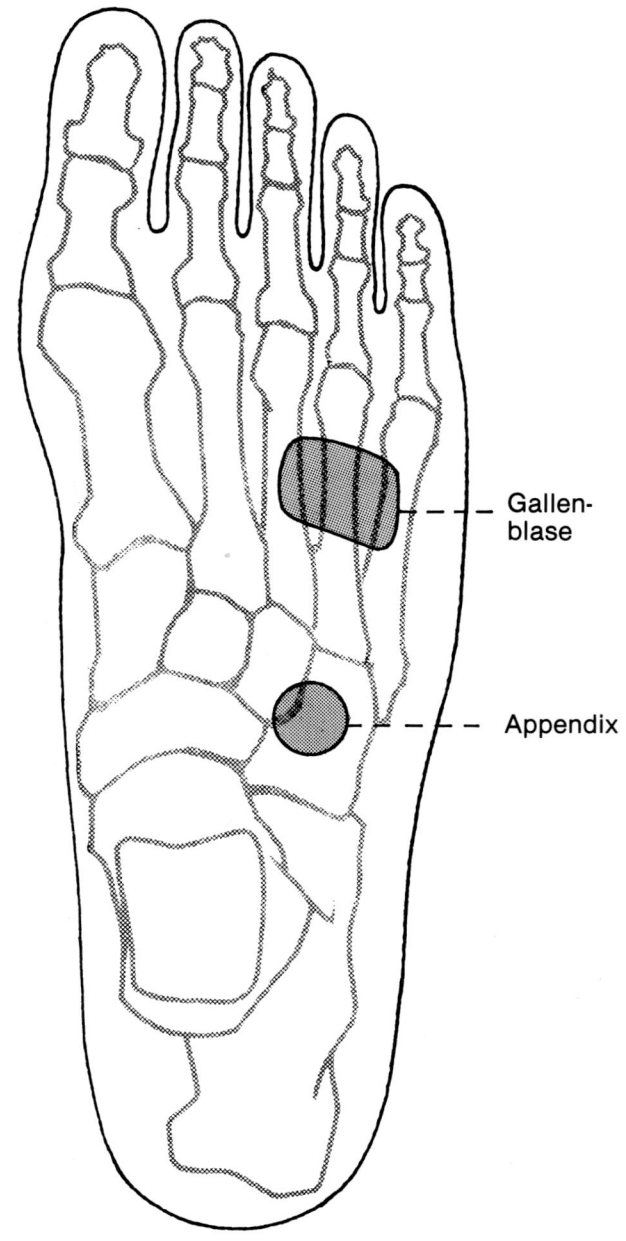

Gallen-
blase

Appendix

Rechter Fuß — Fußrücken

reflektorische Zone	Lage
Mundhöhle	Großzehe (dorsal)
Schlund/Speiseröhre	ab Großzehengrundgelenk lateral bis Hälfte des Mittelfußknochenzwischenraumes I/II (plantar und dorsal)
Magen	plantar um die Basis des Mittelfußknochens I (links und rechts)
Mageneingang (Cardia)	am linken Fuß
Magenausgang (Pylorus)	am rechten Fuß
Dünndarm	von der Lisfrancschen Gelenkslinie abwärts, laterale Begrenzung bildet etwa Längszone 4
Dickdarm	entsprechend der anatomischen Lage als „Rahmen" zu denken (äußeres Fußwurzelgebiet rechts, quer durch alle Längszonen zum linken äußeren Fußwurzelgebiet)
Mastdarm/Sigmoid/Analgebiet	linker und rechter Fuß, plantar im Bereich des Fersenbeins bis medial zum Sprungbein

Bauchspeicheldrüse	in der Magenzone (reflektorisch nicht weiter differenzierbar)
Leber	rechter Vorfuß, plantarer Bereich der Mittelfußknochen in den Längszonen 2—5
Gallenblase	rechter Fuß (dorsal), im Bereich der Längszonen 3 und 4
Blinddarm (Caecum) mit Wurmfortsatz (Appendix)	rechter Fuß, dorsal gut therapeutisch zugänglich; etwa 1,5 cm unter der Basis des Mittelfußknochens auf der Längszone 5

Die Bedeutung von Störungen im Verdauungstrakt

Betrachten wir zunächst wieder einige Sprichwörter bzw. Redensarten: Dieses oder jenes liegt uns im Magen, auf einiges reagieren wir sauer, manches haben wir nicht verdaut, wir haben viel schlucken müssen, die Galle ist uns übergelaufen, etwas ist uns über die Leber gelaufen, oft haben wir eine Wut im Bauch, vor Angst machen wir in die Hose, vieles frißt man in sich hinein, und schließlich geht die Liebe durch den Magen. Genauso wie bei der Atmung nehmen wir im Rahmen der Verdauung Stoffe von unserer Außenwelt in uns auf. All das müssen wir aber verarbeiten. Die Verdauung beginnt bei den Zähnen, und die Zähne sind seit jeher ein Symbol für die Vitalität und Lebenskraft. Hat jemand Schluckbeschwerden, so sollte er sich direkt fragen, ob es zurzeit nicht etwas gibt, das er nicht schlucken kann oder nicht schlucken will. Der Magen muß zunächst alles aufnehmen, was zur Verdauung anfällt. Dazu muß er geöffnet und zur Aufnahme bereit sein.

Neben dieser passiven Funktion hat er auch eine aktive Funktion: Er produziert Säure. Wenn jemand seinen Ärger nicht in Aggression umsetzen kann, somit den Ärger hinunterschlucken muß, dann wird diese verdrängte Aggression über die Magensäure aktiv. Wird auf normale Aggressionsabfuhr verzichtet, so führen diese dauernd gegen sich selbst gelenkten Kräfte schließlich zum Magengeschwür. Beim Magengeschwür verdaut sich der Magen sozusagen selbst; es ist im wahrsten Sinne eine Art Selbstzerfleischung. Hat ein Behandelter solche Probleme, so ist es notwendig, folgende Fragen zu stellen: Worauf reagiert er sauer? Welchen Konflikten versucht er aus dem Weg zu gehen? Was wird von ihm einfach „hineingefressen"?

Der Dünndarm wird oft mit dem Gehirn verglichen, das aber nicht nur aufgrund der äußeren Ähnlichkeit. Das Gehirn verdaut Unstoffliches, der Dünndarm Stoffliches. Der Durchfall verweist auf Probleme des Umgangs mit der Angst; Angst hat meist etwas mit Beengung zu tun. Der Durchfall zeigt uns den ersten therapeutischen Ansatz von Angst: sich öffnen, loslassen und geschehen lassen. Die häufigste Störung des Dickdarms bildet die Verstopfung. Verstopfung ist ein Symbol für das Festklammern und Festhalten. Geiz und starke materielle Orientierung finden hier ihre Entsprechung. Die Psychoanalyse interpretiert die Verstopfung als eine Angst, Unbewußtes ans Tageslicht zu befördern. Die Leber ist Energielieferant und Entgiftungsorgan. Diese Tätigkeit setzt voraus, Giftiges von Ungiftigem zu unterscheiden. Störungen der Leber zeigen manchmal, daß der Betreffende Probleme hat, etwas zu beurteilen und zu bewerten. Er weiß nicht, was bzw. wieviel ihm zuträglich ist. Deshalb erkrankt die Leber auch fast immer an einem Übermaß: zuviel Fett, zuviel Alkohol . . . Die Leber steht in Beziehung zu nicht eingehaltenen Grenzen und zur Maßlosigkeit. Dauernde Blockaden im Energiefluß führen zu einem Energiestau, der sich mit der Zeit materiell verfestigt. Solche Verfestigungen finden wir in der Galle und in der Niere in Form von sogenannten Steinen. Diese Steine sind häufig Versteinerungen von Energien und Aggressionen.

Die Zone des Herzens

Das *Herz* (Cor) ist *das* Zentrum des Menschen. Es ist ein muskuläres Hohlorgan, das zur Blutbeförderung in den Kreislauf eingeschaltet ist. Die Strömungsrichtung des Blutes wird durch Ventile (Herzklappen) bestimmt. Eine Scheidewand trennt die linke von der rechten Herzhälfte.

Reflexzone des Herzens

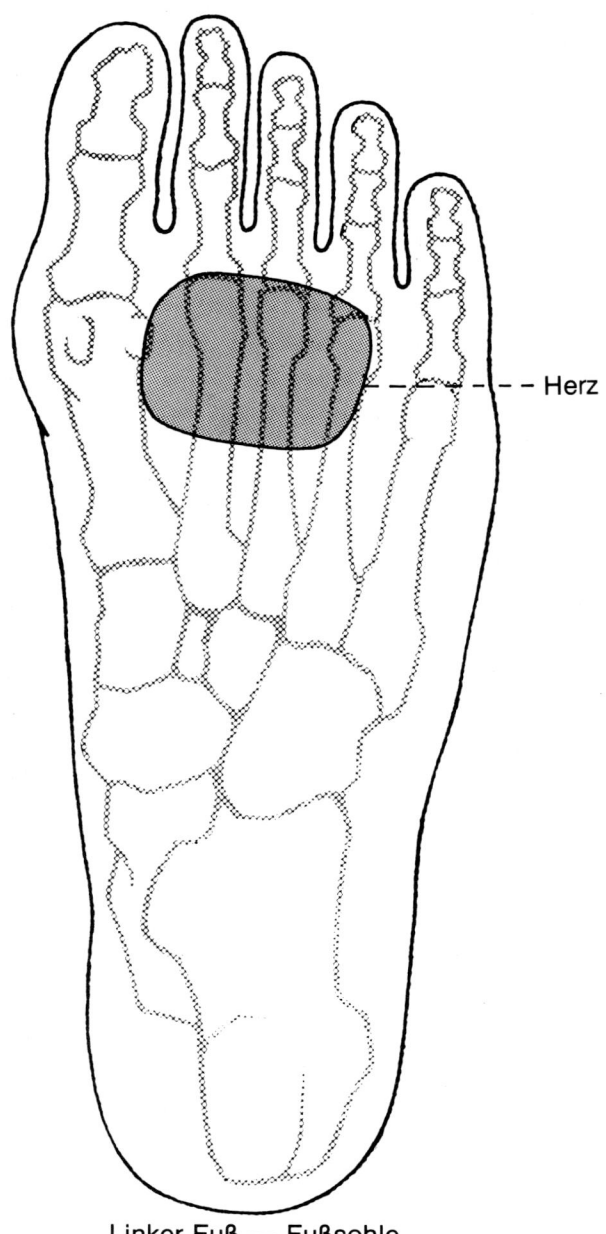

Herz

Linker Fuß — Fußsohle

Die linke ist dem Körperkreislauf, die rechte dem Lungenkreislauf zugeordnet. Beide Hälften sind in Vorhof und Kammer unterteilt. Das Volumen des Herzens entspricht ungefähr der geschlossenen Faust des Menschen. Das Herz schlägt bei einer durchschnittlichen Pulsfrequenz von 70 Schlägen pro Minute im Tag ca. 100 000mal und transportiert annähernd 7 500 Liter Blut im Körper.

Gerade bei der reflektorischen Behandlung des Herzens ist es für den Therapeuten wichtig, sich vom Symptomdenken zu lösen und den klagenden Menschen als Einheit zu sehen: Belastungen in der Herzzone haben ganz selten ihre Grundlage in einer organischen Störung des Herzens, sondern sind häufig *funktionelle* Störungen (psychische Belastungen, Verdauungsprobleme, Atmungsprobleme u. dgl.).

Organzone links und rechts und Bezugszone des Herzens (nur links) reagieren auf therapeutische Reize gleichermaßen. Speziell beim Herzen sei nochmals auf die Grundregel „Erregtes beruhigen — Erschlafftes anregen" hingewiesen.

Herz und Kreislauf symbolisieren mit dem Blut das Leben schlechthin. Der Blutdruck ist das Resultat des Wechselspiels zwischen dem Fließen und dessen Grenzen. Den hohen und auch den niedrigen Blutdruck können wir mit einem einfachen Griff hervorragend regulieren: Wir streifen an beiden Füßen entlang der Furchen der Mittelfußknochen mit einem leichten Zangengriff (mit Daumen und Zeigefinger) in Richtung Fußende (Zehenzwischenräume). Das gleiche können wir an der Hand durchführen: Wir ziehen ebenfalls mit einem leichten Zangengriff von den Handwurzelknochen in Richtung Fingergrundglieder. Wir streichen dabei in jeder Furche ca. 10- bis 20mal an jedem Fuß (an jeder Hand).

Die Bedeutung von Belastungen im Herzbereich

Ein Mensch mit niedrigem Blutdruck weicht größeren Widerständen aus; es fehlt ihm an Standhaftigkeit, und er scheut größere Herausforderungen. Ein Mensch mit zu hohem Blutdruck steht ständig unter Druck. Ein momentan erhöhter Blutdruck hat die Funktion, kurzfristig mehr Energie zur Lösung eines Problems oder eines Konfliktes zur Verfügung zu stellen. Der Mensch mit Bluthochdruck meidet aber eine direkte Konfliktlösung und macht daher eine gezielte Abfuhr des Energieüberflusses unmöglich. Alle Redensarten, in denen das Herz eine Rolle spielt, behandeln das weite Thema der Gefühle: Das Herz zerspringt vor Freude, ein Herz für etwas haben, jemanden ins Herz schließen, etwas liegt auf dem Herzen. Das Herz ist Symbol für Liebe, Gefühl und Reinheit. Es reagiert spontan auf unharmonische Situationen im Leben: Die Frequenz des Herzschlages ändert sich entsprechend den Bedingungen in bestimmten Lebenssituationen. Erst Veränderungen des gewohnten Herzrhythmus bringen den Menschen dazu, auf sein Herz zu hören. Menschen mit Herzbeschwerden fürchten das Alleinsein, und haben alleinstehende Menschen Herzbeschwerden, so können diese darauf hinweisen, daß sie versorgt werden wollen und Liebe spüren wollen.

Die Zonen der harnableitenden Organe

Die *Nieren* (Renes) sind 10 bis 12 cm lange, bogenförmige, paarige Organe, deren Längsachsen nicht parallel zur Wirbelsäule verlaufen, sondern nach oben und hinten konvergieren. Die Lage der Nieren ändert sich mit der Stellung des Körpers und der Atmung.
Die Nebennieren schmiegen sich den Nieren lose an. Die Nieren sind neben den Lungen (Exspiration) das wichtigste Ausscheidungsorgan (Exkretion). Die rechte Niere liegt unterhalb der Leber, die linke befindet sich etwa unterhalb der Milz.
Im Verlauf eines Tages durchfließen etwa 1 500 Liter Blut die Nieren. Im gleichen Zeitraum wird von den Nieren etwa die dreifache Menge des gesamten Körperwassers filtriert; mit dem Harn, der zu 95 % aus Wasser besteht, werden aber nur rund 0,8 % der filtrierten Wassermenge ausgeschieden.
Eine der Hauptaufgaben der Nieren ist die Ausscheidung von Schlackenstoffen wie Harnstoff oder Harnsäure. Bei Versagen der Nieren häufen sich solche Stoffe im Blut an (Erhöhung des sogenannten Reststickstoffs). Da die Nieren auch maßgeblich an der Wasser-, Salz- und Säureausscheidung beteiligt sind, kommt es bei deren Funktionsuntüchtigkeit u. a. zu Wassersucht, Kalium- und Säurevergiftung.
Die *Harnleiter* (Ureteren) steigen vor den Querfortsätzen der Lendenwirbel abwärts und leiten den Urin von den Nieren in die *Harnblase* (Vesica urinaria). Sie liegt im kleinen Becken hinter der Schambeinfuge. Der Ab-

fluß des Harns aus der Blase wird durch zwei Blasenschließmuskeln gehemmt (reflektorisch äußerst wirksame Zonen!).

reflektorische Zone	Lage
Nieren	linker und rechter Fuß, plantar oberhalb der Lisfrancschen Gelenkslinie im Bereich der Längszonen 2/3
Harnleiter	entlang der Sehne des Musculus hallucis longis (diese Sehne kann an der Fußsohle einfach ertastet werden, indem man die große Zehe zurückbiegt)
Blase	entsprechend der Mittellage im Körper am linken und rechten Fuß symmetrisch; medial, unterhalb der Innenknöchel

Bei der reflektorischen Behandlung der harnableitenden Organe spielt
es keine Rolle, ob von der Niere in Richtung Blasenzone massiert wird
oder umgekehrt, weil die Niere nicht nur „harnabgebend" ist, sondern
auch die Blase aktiv „harnsaugend" wirkt.
Bei allen allergischen Störungen führt die Aktivierung der Zonen der Nebennieren zu guten Erfolgen.

Reflexzonen der harnableitenden Organe

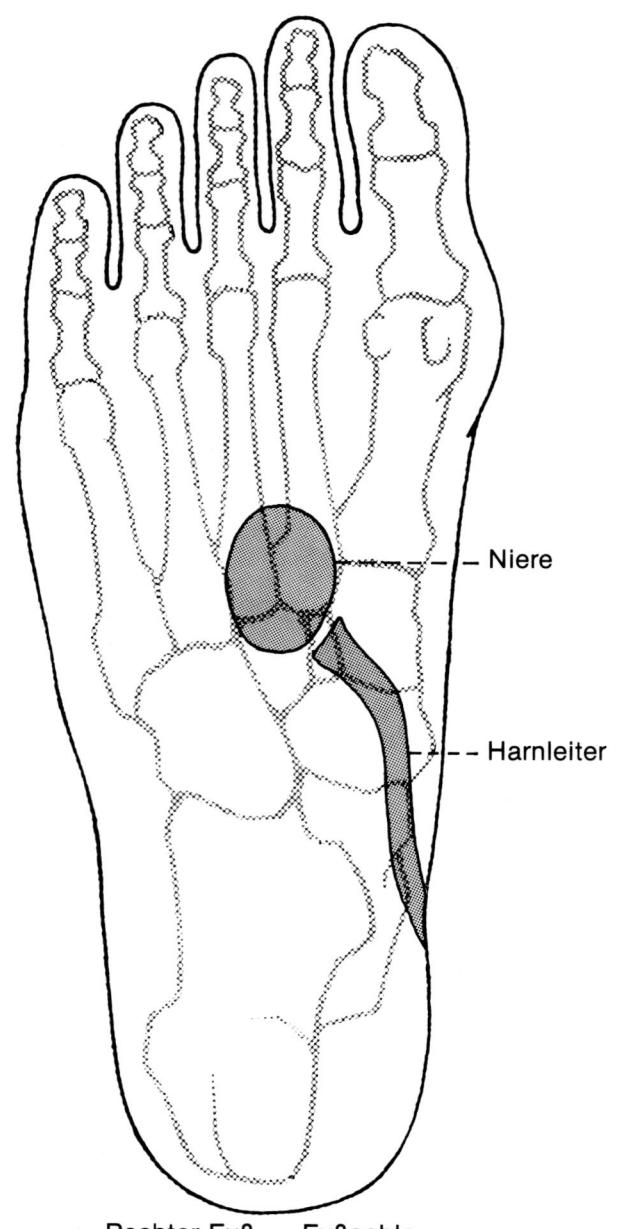

— Niere

– – Harnleiter

Rechter Fuß — Fußsohle

Reflexzonen der harnableitenden Organe

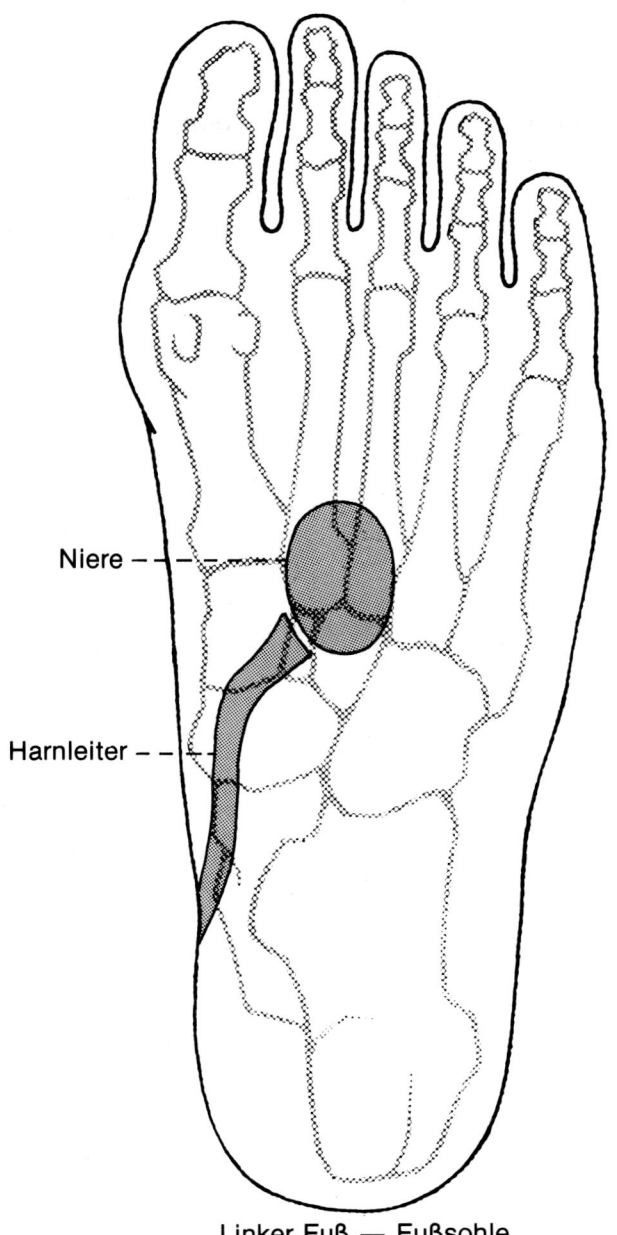

Niere

Harnleiter

Linker Fuß — Fußsohle

Reflexzonen der harnableitenden Organe

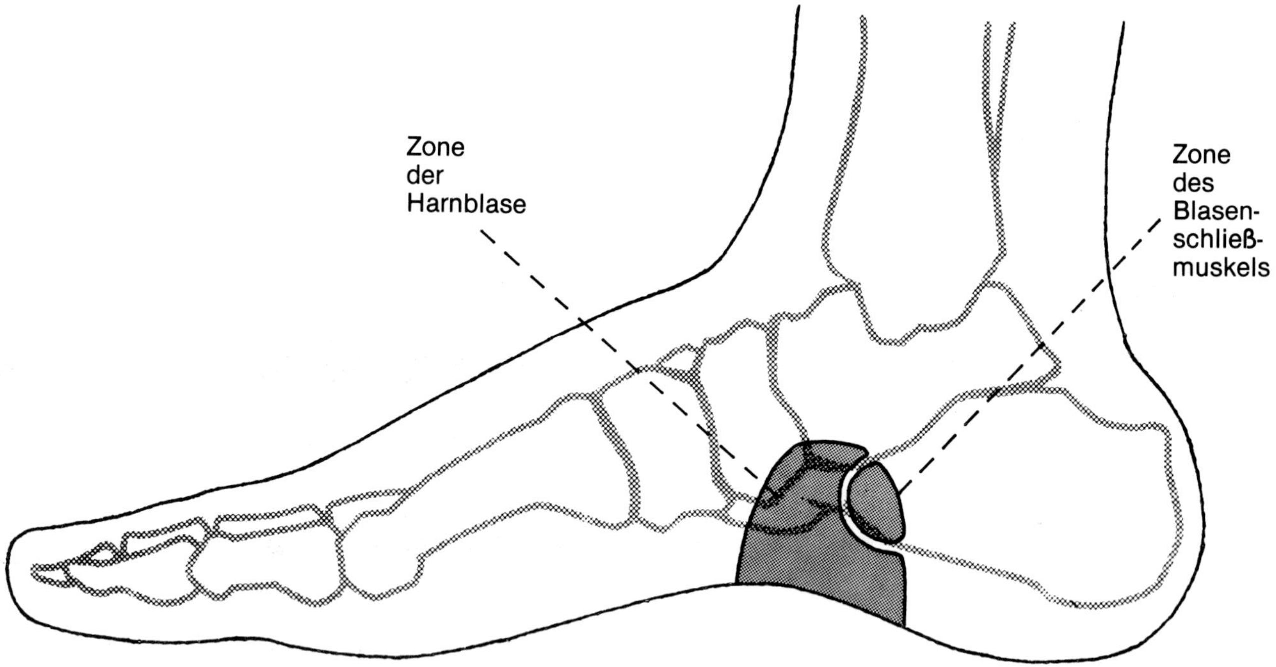

Zone
des
Blasen-
schließ-
muskels

Zone
der
Harnblase

Fußinnenseite

Die Bedeutung von Belastungen der harnableitenden Organe

Die Nieren symbolisieren im ganzheitlichen Ansatz den Bereich der Partnerbeziehungen. Konflikte mit Partnern äußern sich vielfach in Nierenschmerzen. Die Niere steht als paarig angelegtes Organ symbolisch für den Bereich der Kontakte und für die Partnerschaft. Dieser Zusammenhang läßt sich auch an einfachen Alltagshandlungen belegen: Bei allen zwischenmenschlichen Kontakten spielt das Trinken eine gewisse Rolle. Durch die vermehrte Flüssigkeitszufuhr wiederum tritt die Niere in Aktion. Die Niere tritt in Aktion, weil man in Kontakt zu anderen getreten ist; Probleme im Nierenbereich widerspiegeln auch Probleme im Beziehungsbereich. Eine gefüllte Blase wartet darauf, entleert zu werden. Druck möchte abgeführt werden; Druck ist immer eine Aufforderung zur Entspannung. Harndrang ist auffällig in ganz bestimmten Situationen spürbar: Es sind immer Momente, in denen wir unter Druck stehen. Man kann aber auch immer einem bestimmten Druck dadurch ausweichen, daß man unter dem Vorwand, sich des eigenen Drucks entledigen zu müssen, auf andere wiederum Druck ausübt. Probleme mit der Blase stehen in engem Zusammenhang mit dem Problem der Machtausübung. Das Bettnässen wird oft als „unteres Weinen" bezeichnet. Nicht selten ist es eine Reaktion eines Kindes, das von seinen Eltern ständig unter Druck gesetzt wird. Das Kind rächt sich sozusagen, indem es auf diese Art und Weise den angestauten Druck abführt und damit seinerseits die Eltern wieder unter Druck setzen kann. Bei Blasenkrankheiten sollte man immer nach einem Druck suchen, unter dem man leidet, und sich ernsthaft damit auseinandersetzen, was man eigentlich zum Weinen findet.

Die Zonen der lymphatischen Organe

Zu den lymphatischen Organen gehören neben den verschiedenen Lymphknoten selbst die Milz, die Thymusdrüse, die Mandeln und der Appendix.

Die *Milz* (Lien) ist ein wichtiges Organ der Abwehr (Antikörperbildung) und dient als Blutspeicher, bildet Lymphozyten (weiße Blutkörperchen) und zerstört überaltete rote Blutkörperchen. Sie ist kein lebensnotwendiges Organ; im Falle ihrer Entfernung werden die verschiedenen Funktionen von anderen Organen (Lymphknoten, Leber, Knochenmark) übernommen.

Die *Lymphe* bildet sich aus der Gewebsflüssigkeit und hat eine ähnliche Zusammensetzung wie die Blutflüssigkeit. Sie wirkt im Körper wie ein reinigender Strom. Das lymphatische Organsystem spielt eine wesentliche Rolle im Abwehr- und Immunsystem des Körpers. Unter Immunität wird dabei die Fähigkeit eines Lebewesens verstanden, sich von Schadstoffen/Giften/Infektionen mit pathogenen (krankmachenden) Mikroorganismen aus eigener Kraft zu befreien.

reflektorische Zone	Lage
obere Lymphwege	Interdigitalräume (plantar und dorsal)
Tonsillen	lateral des Großzehengrundgliedes
Lymphknoten des Axillargebietes	in der Schultergelenkszone, proximal
Lymphknoten in der Leistenbeuge	Querverbindung zwischen Innen- und Außenknöchel
Lymphgebiet des Beckenbereiches	Fersengebiet (medial und lateral)
Milz	unterhalb der linken Herzbezugszone (plantar), Längszone 4/5

Reflexzonen der lymphatischen Organe

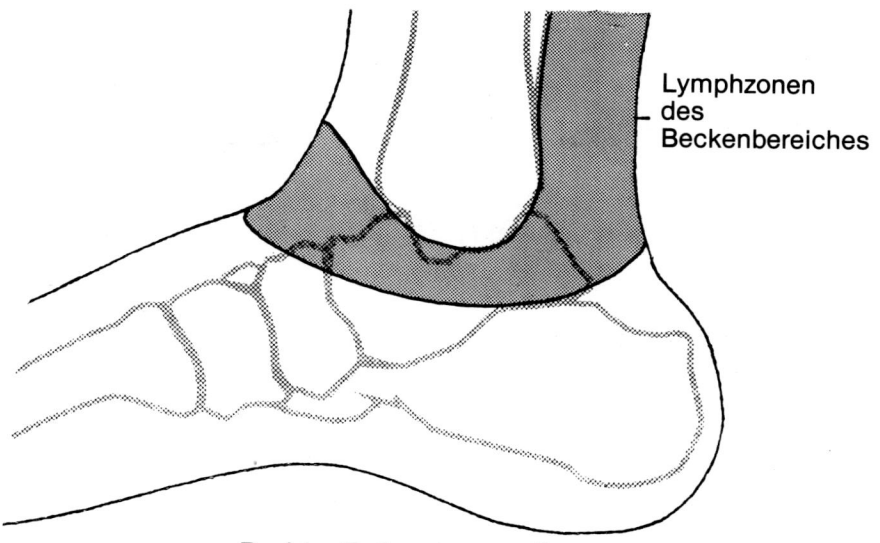

Lymphzonen des Beckenbereiches

Rechter Fuß — Innenseite

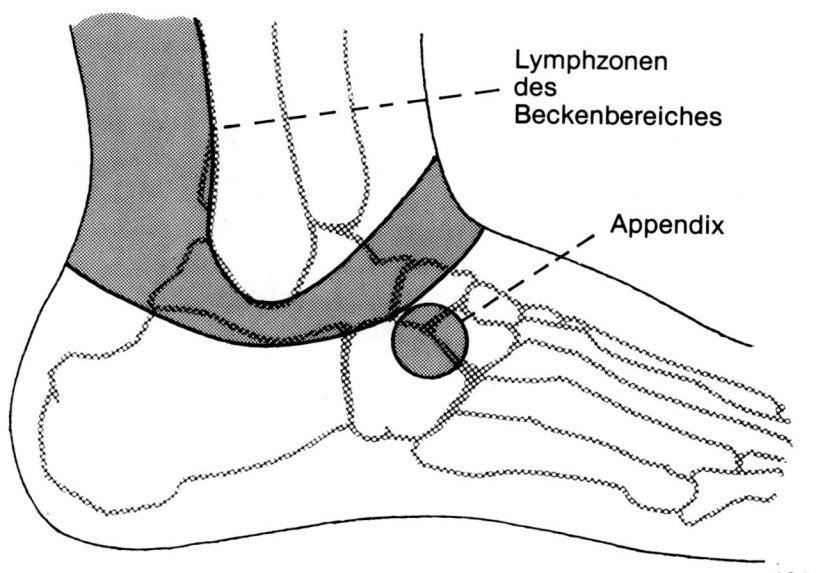

Lymphzonen des Beckenbereiches

Appendix

Rechter Fuß — Außenseite

Reflexzonen der lymphatischen Organe

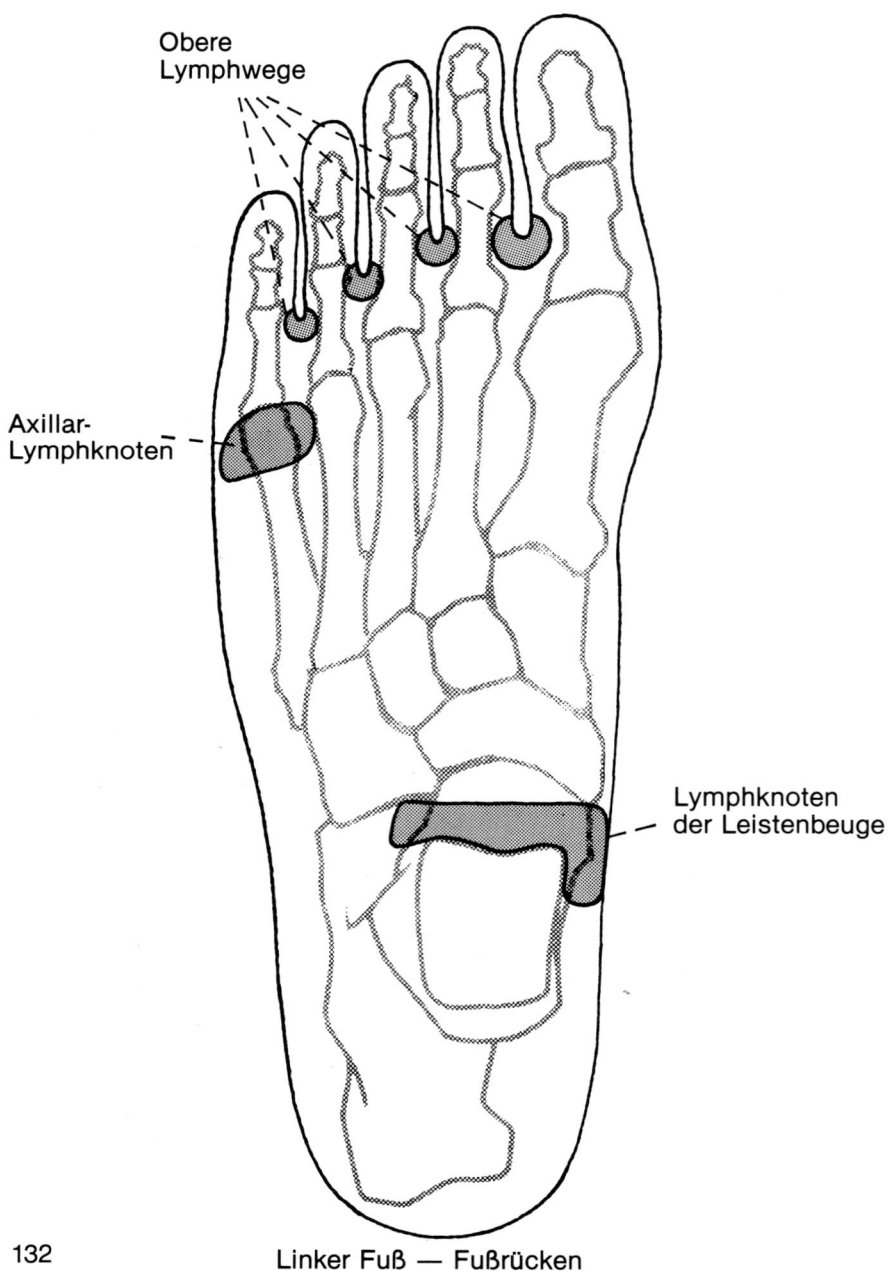

Obere
Lymphwege

Axillar-
Lymphknoten

Lymphknoten
der Leistenbeuge

Linker Fuß — Fußrücken

Reflexzonen der lymphatischen Organe

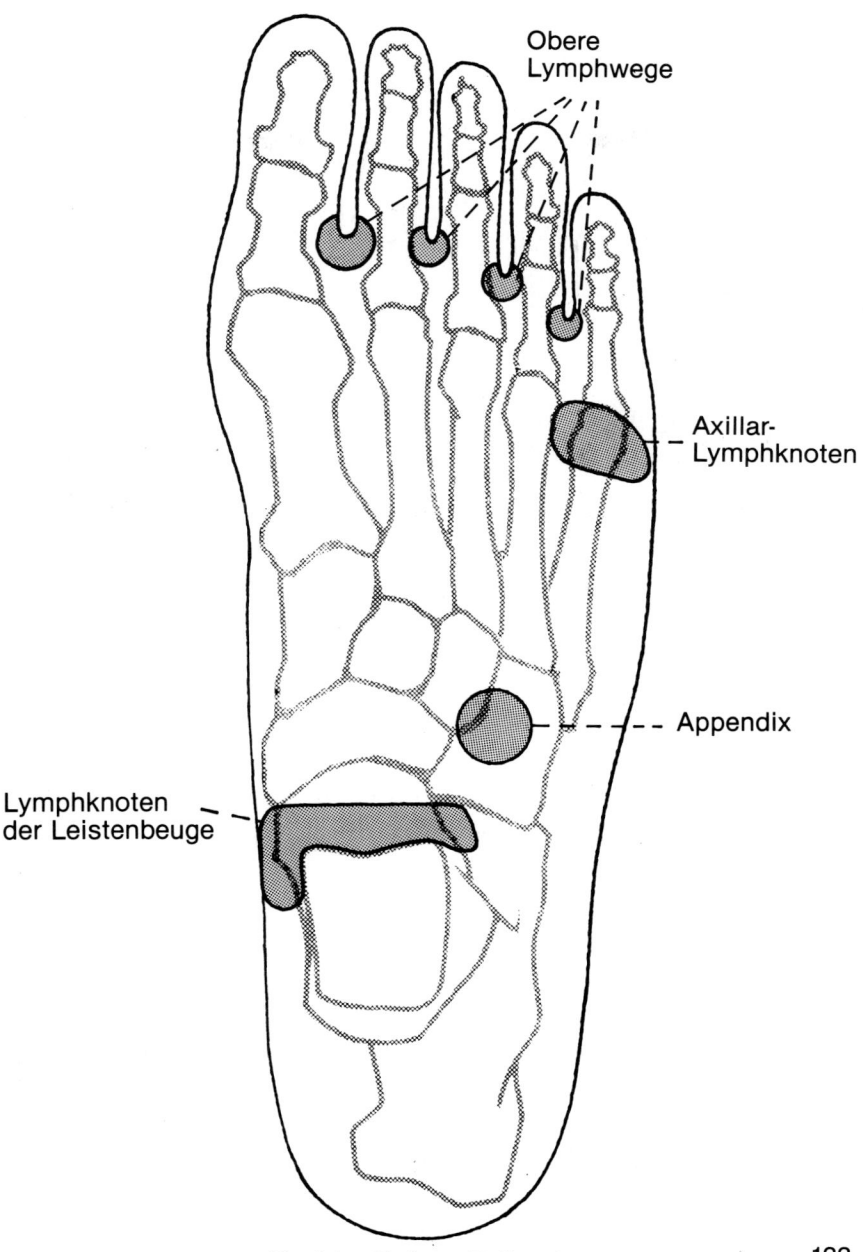

Obere
Lymphwege

Axillar-
Lymphknoten

Appendix

Lymphknoten
der Leistenbeuge

Rechter Fuß — Fußrücken

Reflexzonen der lymphatischen Organe

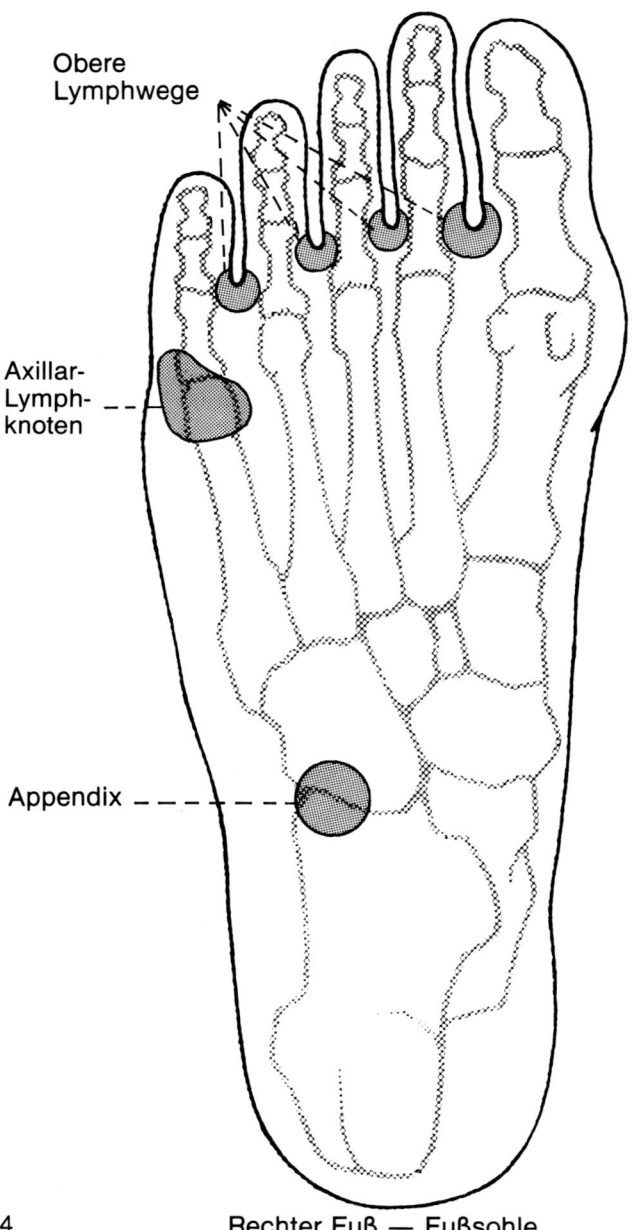

Obere
Lymphwege

Axillar-
Lymph-
knoten

Appendix

Rechter Fuß — Fußsohle

Reflexzonen der lymphatischen Organe

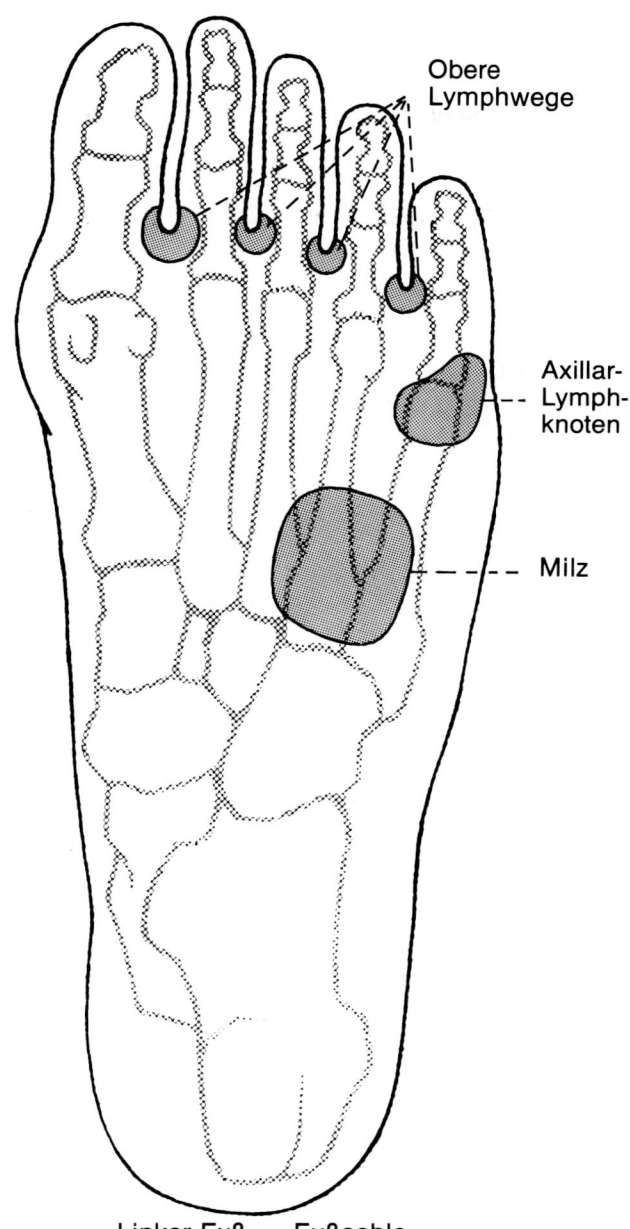

Obere
Lymphwege

Axillar-
Lymph-
knoten

Milz

Linker Fuß — Fußsohle

Der Arbeitsgriff zum „Entlymphen" (Entstauen) der oberen Lymphwege besteht in leichtem Zug mit Daumen und Zeigefinger an den Schwimmhautfalten, sodaß die Hautfalte selbst in ihre Ausgangsstellung zurückgleitet.

Die Zonen der lymphatischen Organe sind in der Praxis jene Zonen, die — unabhängig von einzelnen Symptomen — bei vielen Patienten stark belastet sind. Gründe dafür liegen in der überaus hohen Beanspruchung der körpereigenen Reinigungskräfte durch Belastungen wie falsche Ernährung, Umwelteinwirkungen, Medikamentenmißbrauch usw. Patienten, denen die Tonsillen schon operativ entfernt wurden, reagieren bei der Behandlung der Tonsillarzonen oft genauso stark wie Patienten mit stark belasteten Zonen. Ursache dafür ist, daß die Operationsnarbe ein energetisches Störfeld darstellt. Diese Störfeldwirkung hat übrigens für alle Narben Gültigkeit.

Die Milzreflexzone reagiert besonders schmerzhaft bei:

- bestimmten Oberbauchbelastungen und Herzerkrankungen
- Allergieerkrankungen
- gestörtem Blutbild / fehlerhafter Lymphzusammensetzung
- Infektionen und entzündlichen Prozessen (chronisch oder akut)

Die Zonen der innersekretorischen Drüsen

Als innersekretorisch (endokrin) werden jene Drüsen bezeichnet, welche ihre Sekrete (Hormone) unmittelbar in die Blutbahn abgeben. Endokrine Drüsen sind Hypophyse, Schilddrüse, Nebenschilddrüse, Bauchspeicheldrüse, Nebenniere, Hoden, Ovarien und viele kleinere Nebenstellen. Das endokrine System ist über den ganzen Körper verteilt.

Es besteht zum Teil aus geschlossenen Organen, andererseits aus mehr oder weniger einzeln oder in Gruppen gelegenen hormonproduzierenden Zellen in anderen Organen (Hypothalamus, Epithelzellen des Darms usw.).

Die Hormone sind körpereigene Wirkstoffe, die zusammen mit dem Nervensystem die Vorgänge des Stoffwechsels, des Wachstums und der Fortpflanzung steuern (neurohumorale Regulation). Die Hormone selbst besitzen weder eine einheitliche Struktur noch einen gleichen Wirkungs-mechanismus.

Das Großhirn übt über weite Bereiche des Hormonsystems die oberste Kontrolle aus. Nächste Instanz ist das Zwischenhirn (hauptsächlich Hypothalamus = Teil des Zwischenhirns und Sitz mehrerer vegetativer Regulationszentren), das durch Nervenimpulse und/oder eigene Neurosekrete die Ausschüttung der untergeordneten Hormondrüsen freigibt. Die dritte Stufe nimmt die Hypophyse ein. Die Hypophyse (Hirnanhangdrüse) reguliert die übrigen Hormondrüsen des Körpers. An vierter Stelle stehen die peripheren Hormondrüsen mit ihren Endhormonen. Der hormonelle Regelkreis wird dadurch geschlossen, daß die Endhormone nicht nur auf den peripheren Stoffwechsel einwirken, sondern auch eine rückwirkende Gegenkontrolle (negative Rückkoppelung) auf die ihnen selbst übergeordneten Zentren ausüben.

Die hormongesteuerten Körperfunktionen können nur bei einer bestimmten, wohlabgestuften Hormonausschüttung normal ablaufen. Unterfunktion oder Überfunktion führen zu unterschiedlichen, jeweils typischen Krankheitsbildern.

Eine *Über*funktion der Schilddrüse (*Hyper*thyreose) führt z. B. zu einer Steigerung der Stoffwechselvorgänge (schnelle Verbrennung der Nährstoffe, nervöse Übererregbarkeit); die *Unter*funktion (*Hypo*thyreose) wiederum führt zu einer Verlangsamung der Lebensfunktion (Drosselung der Verbrennungsvorgänge, Wachstumsverzögerung, Müdigkeit). Die Basedowsche Krankheit ist ebenfalls auf eine überaktive Schilddrüse zurückzuführen.

reflektorische Zone	Lage
Hypophyse	Großzehe (plantar), im Papillenbereich
Schilddrüse	Großzehengrundgelenke (dorsal und plantar)
Bauchspeicheldrüse	siehe „Die Zonen der Verdauungsorgane"

Nebennieren	oberhalb der Lisfrancschen Gelenkslinie, links und rechts plantar, Längszonen 2/3 (siehe „Nieren")
Genitalbereich: Uterus/Vagina, Prostata/Testes	links und rechts, medial im Knöchelbereich
Ovarien	links und rechts, lateral im Knöchelbereich

Die Zone der Hypophyse ist oft sehr gut als kleine Erhebung an der Großzehenbeere sicht- und tastbar. Bei der Behandlung der Schilddrüse ist aufgrund einer möglichen vegetativen Überreaktion Vorsicht geboten. Therapeutische Reize an den Reflexzonen der Nebennieren sind äußerst wichtig beim gesamten rheumatischen Formenkreis und bei allen Formen von allergischen Erkrankungen wegen der Produktion des körpereigenen Cortisons.

Störungen im Genitalbereich sind aufgrund der ganzheitlichen Orientierung reflexzonentherapeutisch äußerst positiv beeinflußbar.

Bei problemlosen Schwangerschaften kann die Reflexzonenmassage bedenkenlos eingesetzt werden — in allen anderen Fällen ist die Kooperation mit einem Arzt unbedingt erforderlich. Für Mutter und Kind sind therapeutische, ordnende und die Körperfunktionen unterstützende Reize nur von Vorteil; regelmäßige Massagen und reflektorische Entspannungen hatten sehr oft eine problemlose Geburt zur Folge.

Frauen mit *prämenstruellem Syndrom* (Überempfindlichkeit der Brüste und Krämpfe vor der monatlichen Regel) sind meist nach wenigen Behandlungen beschwerdefrei.

Gerade die Massage der Reflexzonen des endokrinen Systems zeigt wieder deutlich die Notwendigkeit einer Orientierung an der Gesamtheit der Zusammenhänge.

Die Bedeutung von Störungen der innersekretorischen Drüsen

Menschen, die an einer Schilddrüsenüberfunktion leiden, verleugnen oder unterdrücken meist feindselige Gefühle und haben ein starkes Streben nach Unabhängigkeit. Manchmal haben sie auch den überhöhten

Reflexzonen der innersekretorischen Drüsen

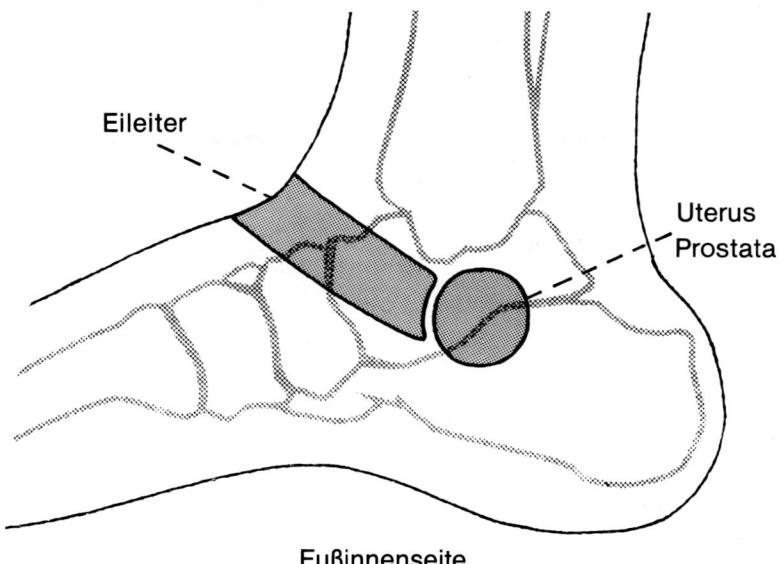

Eileiter

Uterus
Prostata

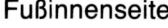

Fußinnenseite

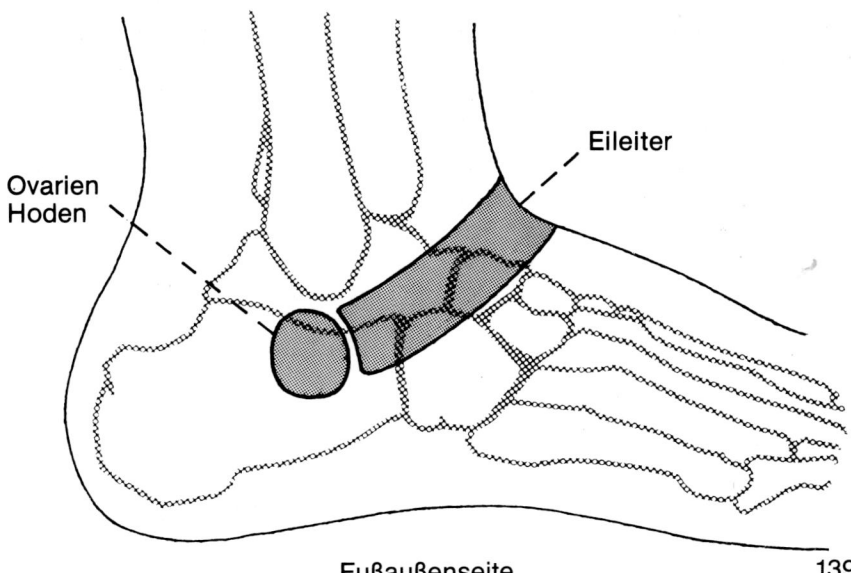

Ovarien
Hoden

Eileiter

Fußaußenseite

Reflexzonen der innersekretorischen Drüsen

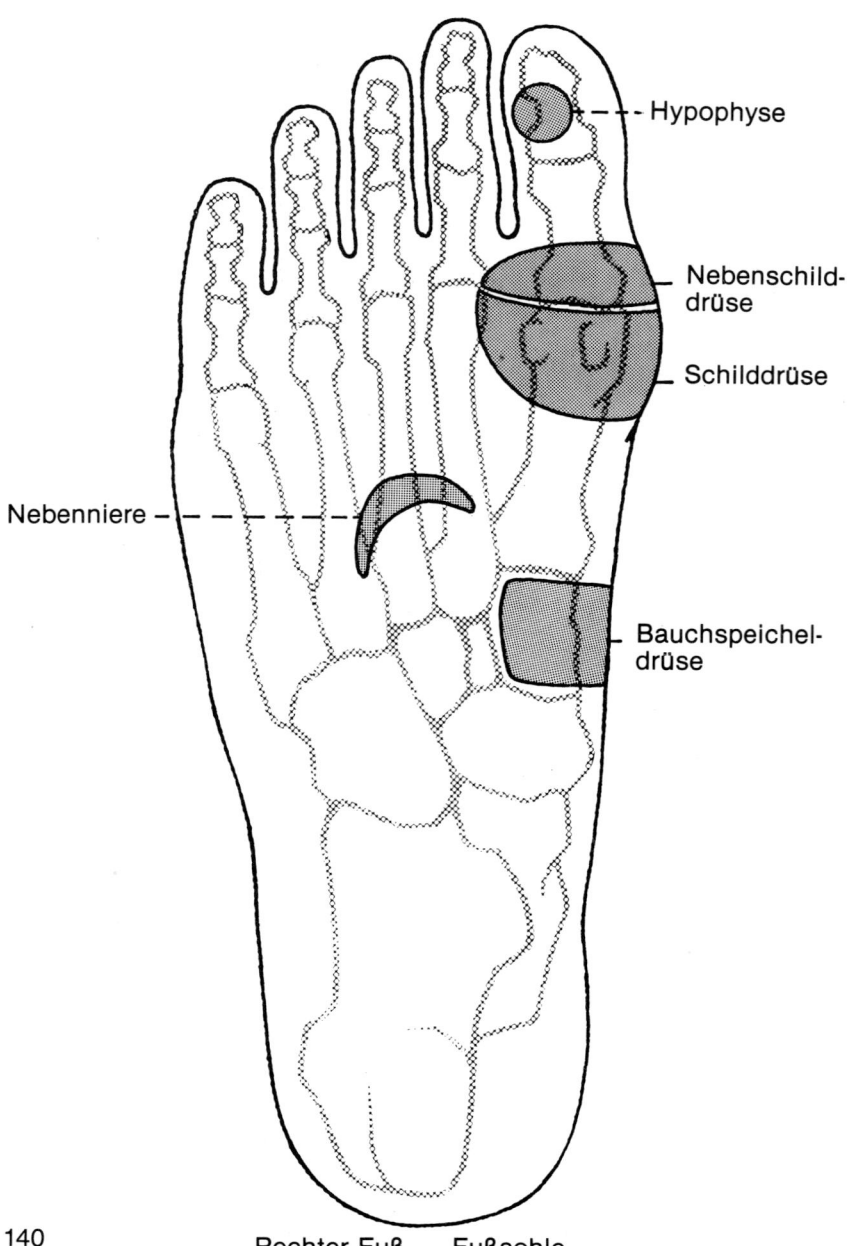

Hypophyse

Nebenschilddrüse

Schilddrüse

Nebenniere

Bauchspeicheldrüse

Rechter Fuß — Fußsohle

Reflexzonen der innersekretorischen Drüsen

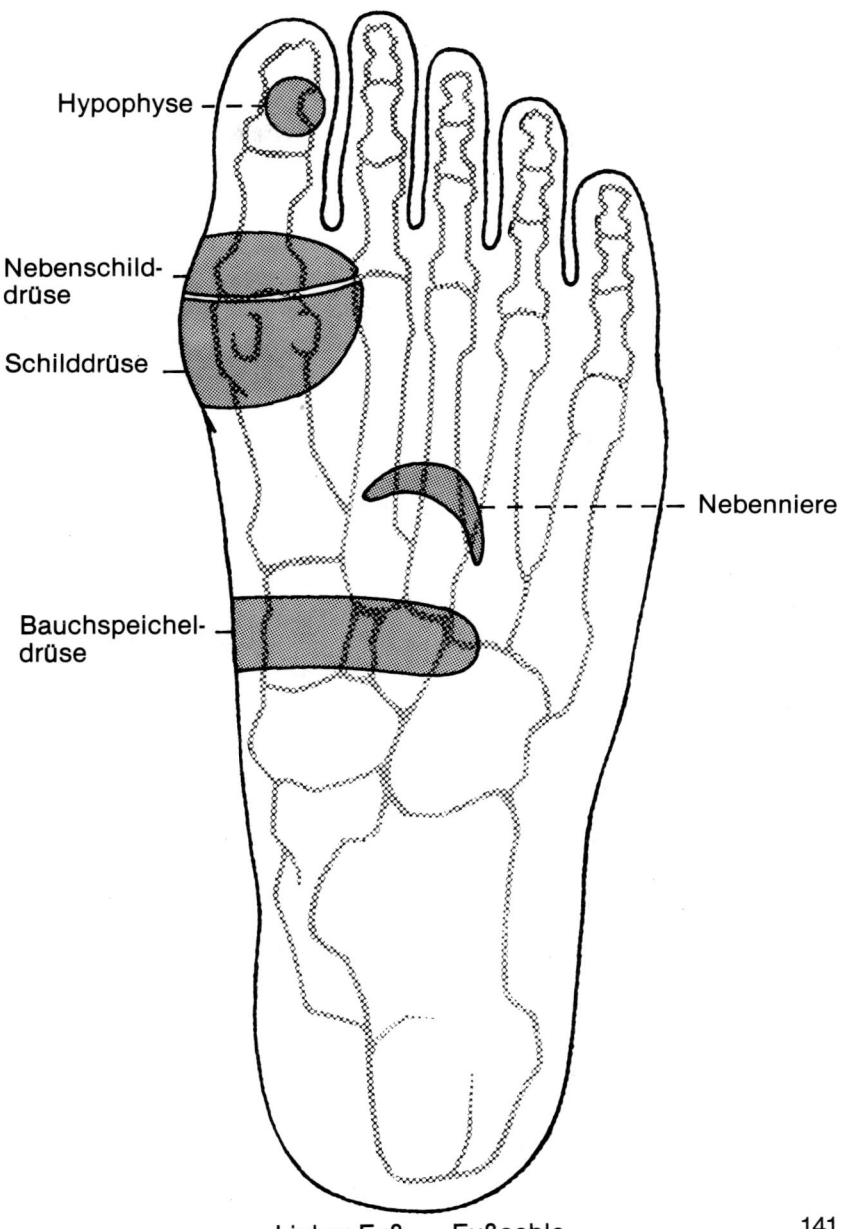

Hypophyse

Nebenschild-
drüse

Schilddrüse

Nebenniere

Bauchspeichel-
drüse

Linker Fuß — Fußsohle

141

Wunsch, für andere zu sorgen, und sind gleichzeitig unfähig, sich selbst zu versorgen; viele haben dabei einen ausgeprägten Leistungswillen. Zu den Problemen im Genitalbereich sei nur soviel gesagt: Ziel einer umfassenden Sexualität ist die Vereinigung von Gegensätzen. In unserer Geschichte und in unserer Erziehung wurde bisweilen die Körperlichkeit und mit ihr auch die Sexualität in den Bereich des Bösen und des Schlechten verdrängt. Unter diesem Erbe leiden heute viele Menschen. Dethlefsen/Dahlke schreiben dazu: „Was der Mensch unten nicht kann, schafft er oben nimmermehr." Probleme im sexuellen Bereich sind also vor allem auf der körperlichen Ebene zu lösen; jeder Versuch, diese Konflikte auf einer anderen Ebene (z. B. auf der Kopfebene) auszutragen, ist zum Scheitern verurteilt. Leidet eine Frau unter Regelstörungen, so hat sie wahrscheinlich Probleme mit ihrer Identität als Frau. Die monatliche Regel ist ein rhythmischer Ausdruck von Fruchtbarkeit und Empfänglichkeit. Jede Frau hat sich diesem Wechselspiel auszuliefern. Mit diesem Sich-Ausliefern wird auch die Hingabefähigkeit des Frauseins angesprochen. Eine Frau mit Regelbeschwerden leidet bisweilen unter ihrem Frausein; sie fühlt sich minderwertig. Mann und Frau, männlich und weiblich, gebend und empfangend: das eine ist nicht besser oder schlechter als das andere, es ist einfach anders. Der Hintergrund vieler Regelstörungen und auch anderer Probleme im Sexualbereich ist ein unversöhntes Verhältnis zur eigenen Geschlechtlichkeit. Schwierigkeiten im sexuellen Bereich haben (bei Mann und Frau) in den meisten Fällen mit Angst zu tun. Voll erlebte Sexualität entzieht dem Menschen im Orgasmus die Kontrolle über sich selbst. Vor diesem Kontrollverlust haben viele Menschen Angst; vor allem solche, die nach dem Prinzip der Selbstbeherrschung leben. Gleichzeitig übt aber genau dieser Zustand einen überaus großen Reiz aus, und man will ihn erreichen. Das krampfhafte Bemühen und Wollen versperrt erst recht den Weg des Sich-fallen-Lassens und des Sich-Öffnens. Aufbauend auf falschen Vorstellungen vom Weiblichen und Männlichen, haben viele Menschen Angst, sich hinzugeben bzw. ihren „Mann zu stehen". Wille und Anstrengung sind im sexuellen Bereich oft der Beginn eines Teufelskreises. Spricht ein Mensch über seine einschlägigen Probleme und Schwierigkeiten mit Ihnen, so weisen Sie auf das große Geheimnis des „Geschehen-Lassens" hin.

Reflexzonen der Hand

Im Konzept der Zonentherapie nach Dr. Fitzgerald finden wir an den Händen ebenfalls reflektorische Zonen und Flächen, die in Entsprechung zu bestimmten Organen bzw. deren Funktion stehen. Erfahrungsgemäß zeigt die Behandlung der Fußzonen bessere Ergebnisse als die Arbeit an den Zonen der Hände, aber auch die Handzonen haben einige Vorteile — vor allem bei der Eigenbehandlung. In den meisten Fällen ist die Massage der Reflexzonen an der Hand eine hervorragende Ergänzung zur Fußmassage. Der Fuß nimmt als Extremität beim Menschen eine Sonderstellung gegenüber der Hand ein. In verschiedenen Krankheits- und Heilkonzeptionen wird schon immer den Füßen eine bedeutende Rolle zugeschrieben. Kalte und nasse Füße sind seit jeher als krankmachender Faktor ebenso bekannt und gefürchtet wie die verschiedenen Fußbäder und Fußkuren als gesundheitspflegende und heilende Maßnahmen geschätzt werden. Bekannt sind vor allem das Barfußgehen, das Tautreten, die Kiesmassage und die verschiedenen KNEIPP-Kuren. Kneipp selbst behandelt in seiner Schrift *Meine Wasserkur* die Füße insgesamt 46mal, während er die Hände nur viermal erwähnt.

Bei der Massage der Reflexzonen der Hand müssen einige proportionale Besonderheiten beachtet werden. Wir zeigen anschließend die wichtigsten Zonen; die Massage der Reflexzonen der Hand ist bestens geeignet für die Eigenbehandlung. Der Behandlungsablauf selbst unterscheidet sich nicht vom Behandlungsablauf bei der Massage der Fußreflexzonen. Wir beginnen genauso wieder bei der Wirbelsäule, arbeiten dann die Zonen des Kopfes durch, wenden uns nach der Atmung den Zonen des Herzens und der Leber zu, massieren anschließend den Verdauungstrakt sowie gegen Ende die Zonen der lymphatischen Organe. Als besonders günstig für die Eigenbehandlung haben sich die Zonen der Wirbelsäule und die Zonen des Solar-Plexus bei beginnender Nervosität erwiesen. Ein sedierender Griff im Bereich der Bronchien zeigt vor allem bei stärkerem Hustenreiz große Wirkung. Nochmals möchten wir auf die blutdruckregelnde Wirkung mit folgendem Massagegriff hinweisen: Mit dem sogenannten Zangengriff, durchgeführt von Daumen und Zeigefinger der anderen Hand, massieren wir leicht ziehend von den Handwurzelknochen entlang der Mittelhandknochen bis in die Fingerzwischenräume. Wir wenden diesen Griff an jeder Hand ca. 15- bis 20mal an, auch mehrmals am Tag. Diese Massage bewirkt eine generelle Harmonisierung; es ist daher gleichgültig, ob der Behandelte an Bluthochdruck oder Blutniederdruck leidet.

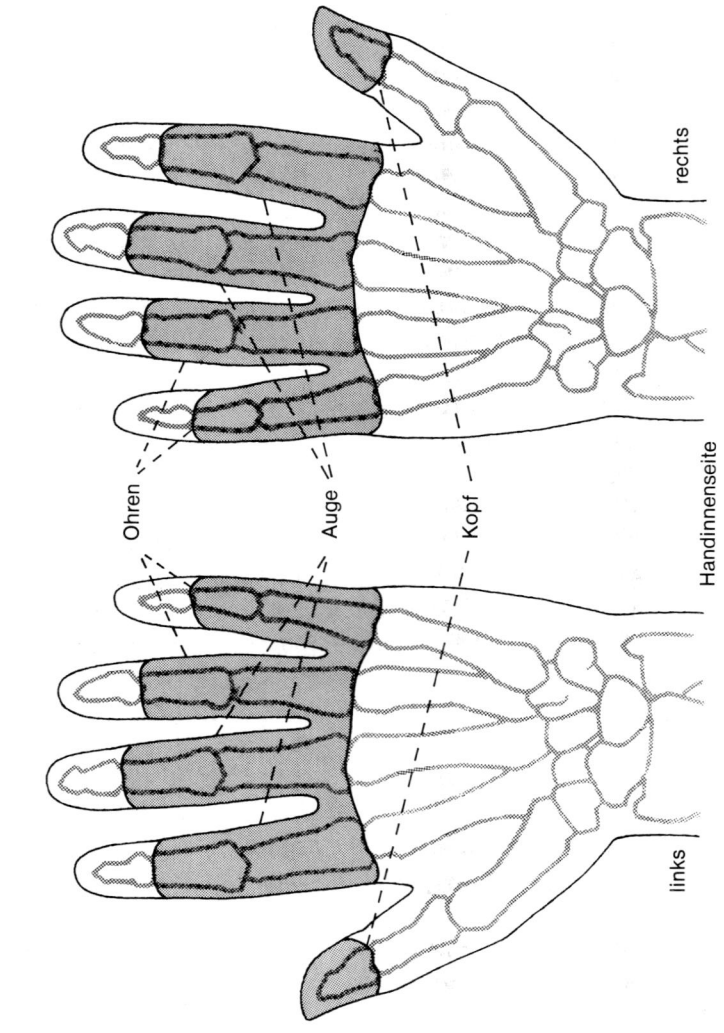

Reflexzonen der Hand

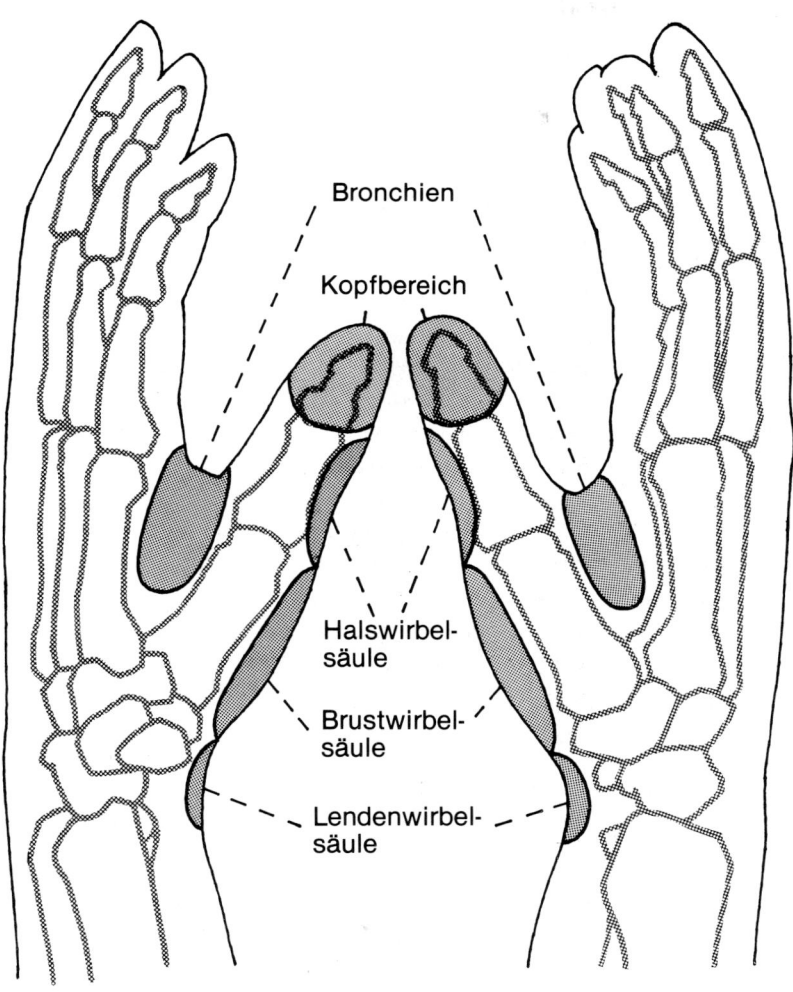

Bronchien

Kopfbereich

Halswirbel-
säule

Brustwirbel-
säule

Lendenwirbel-
säule

Linke Hand

Rechte Hand

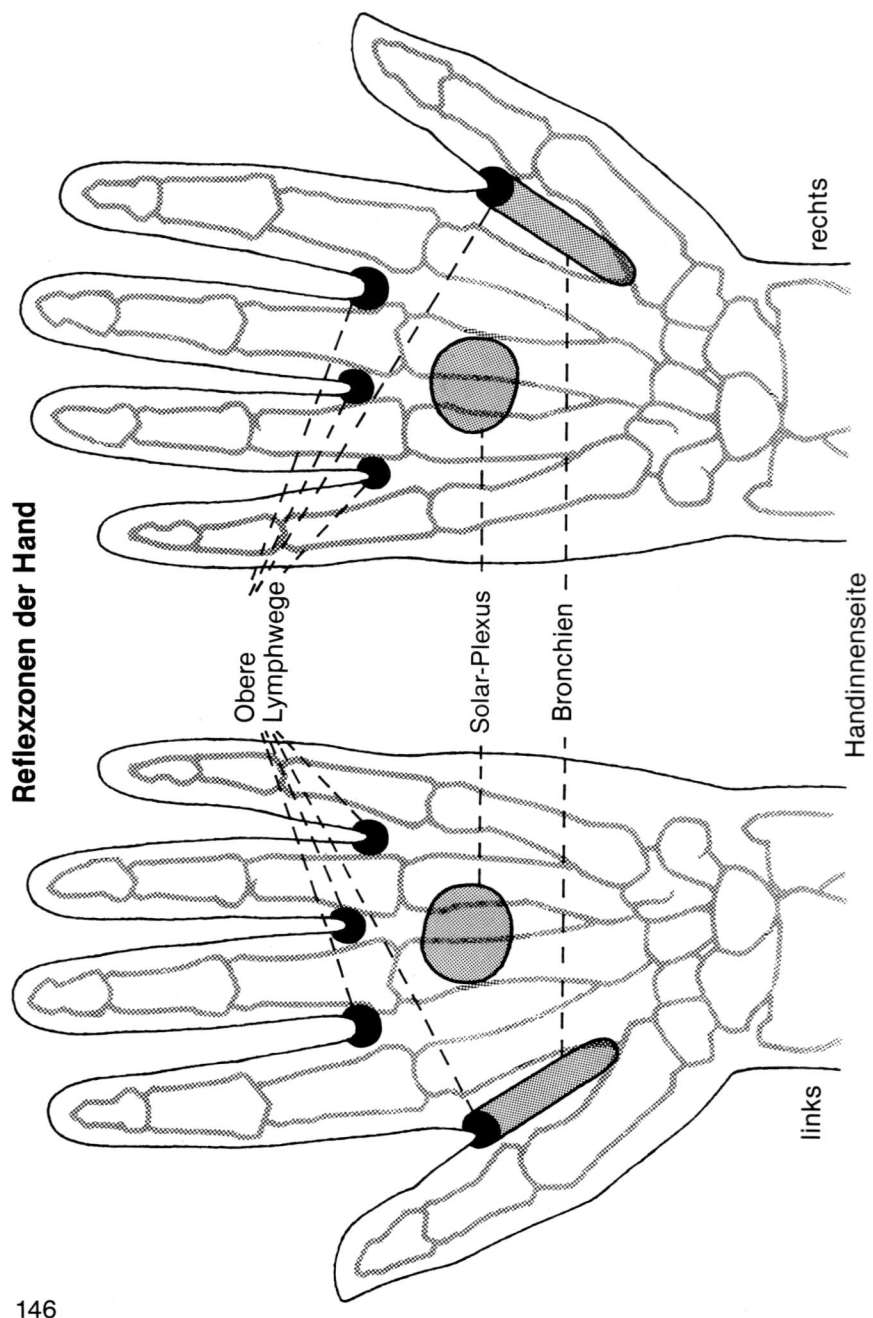

Reflexzonen der Hand

Obere
Lymphwege

Solar-Plexus

Bronchien

rechts

Handinnenseite

links

146

Reflexzonen der Hand

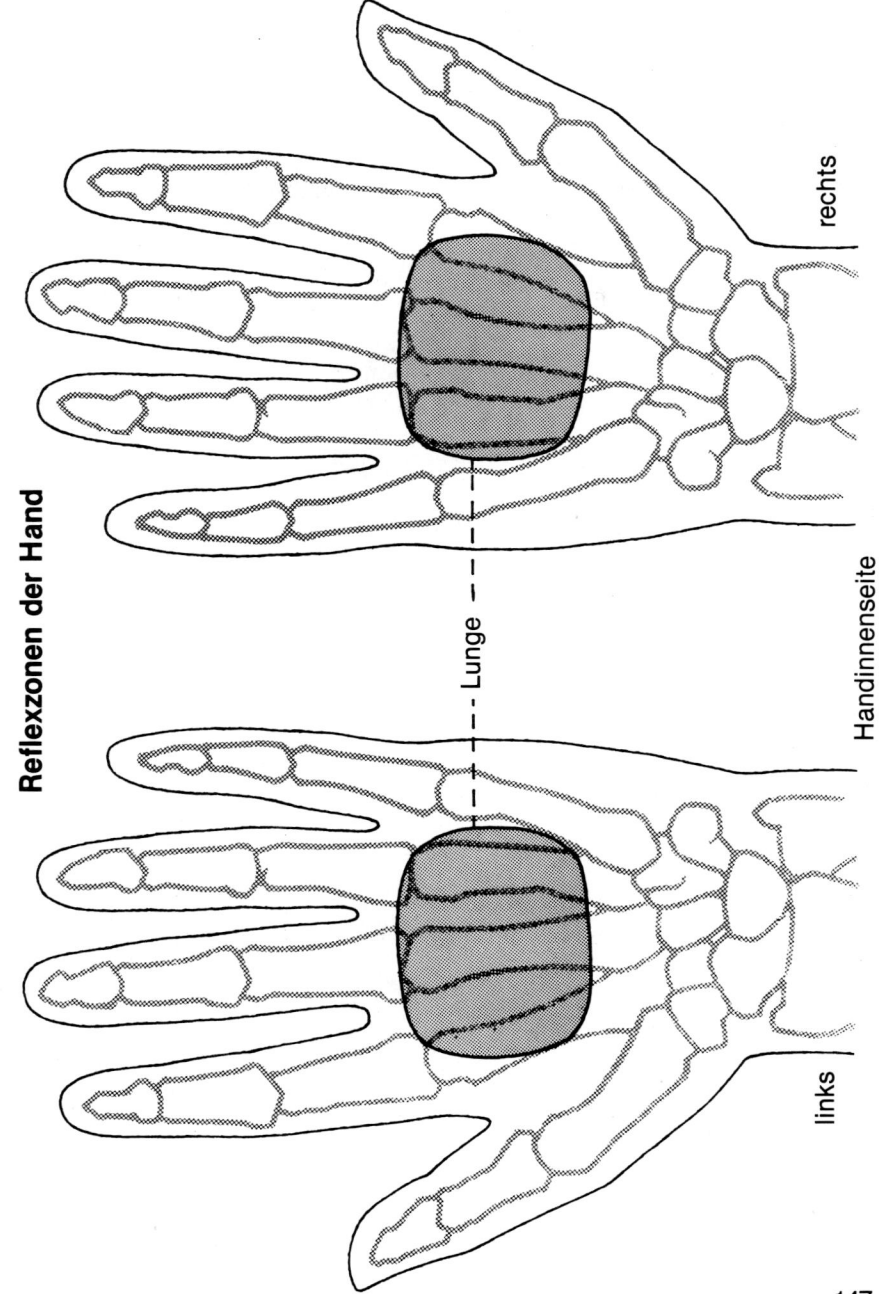

rechts

links

Handinnenseite

Lunge

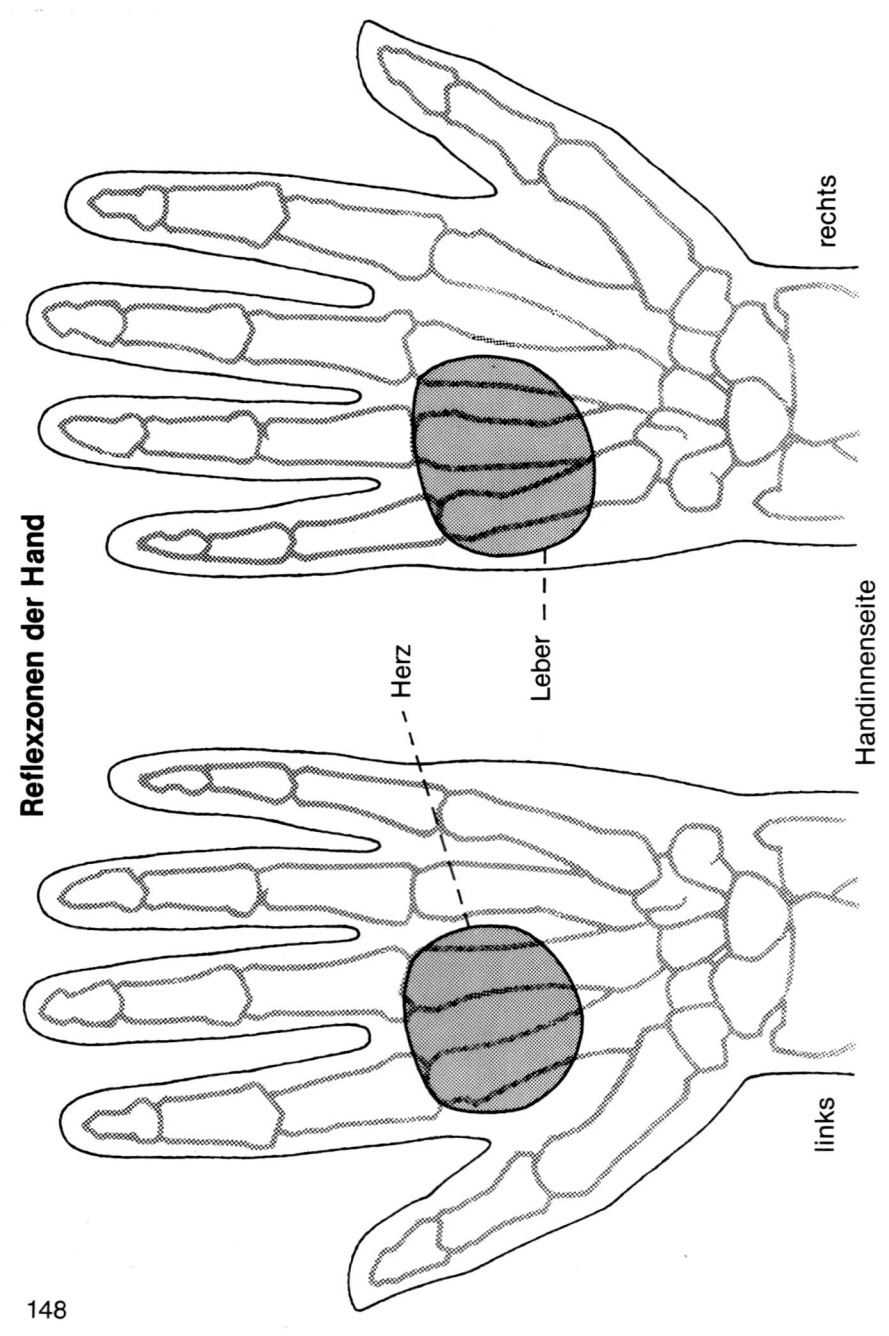

Reflexzonen der Hand

rechts

links

Herz

Leber

Handinnenseite

Reflexzonen der Hand

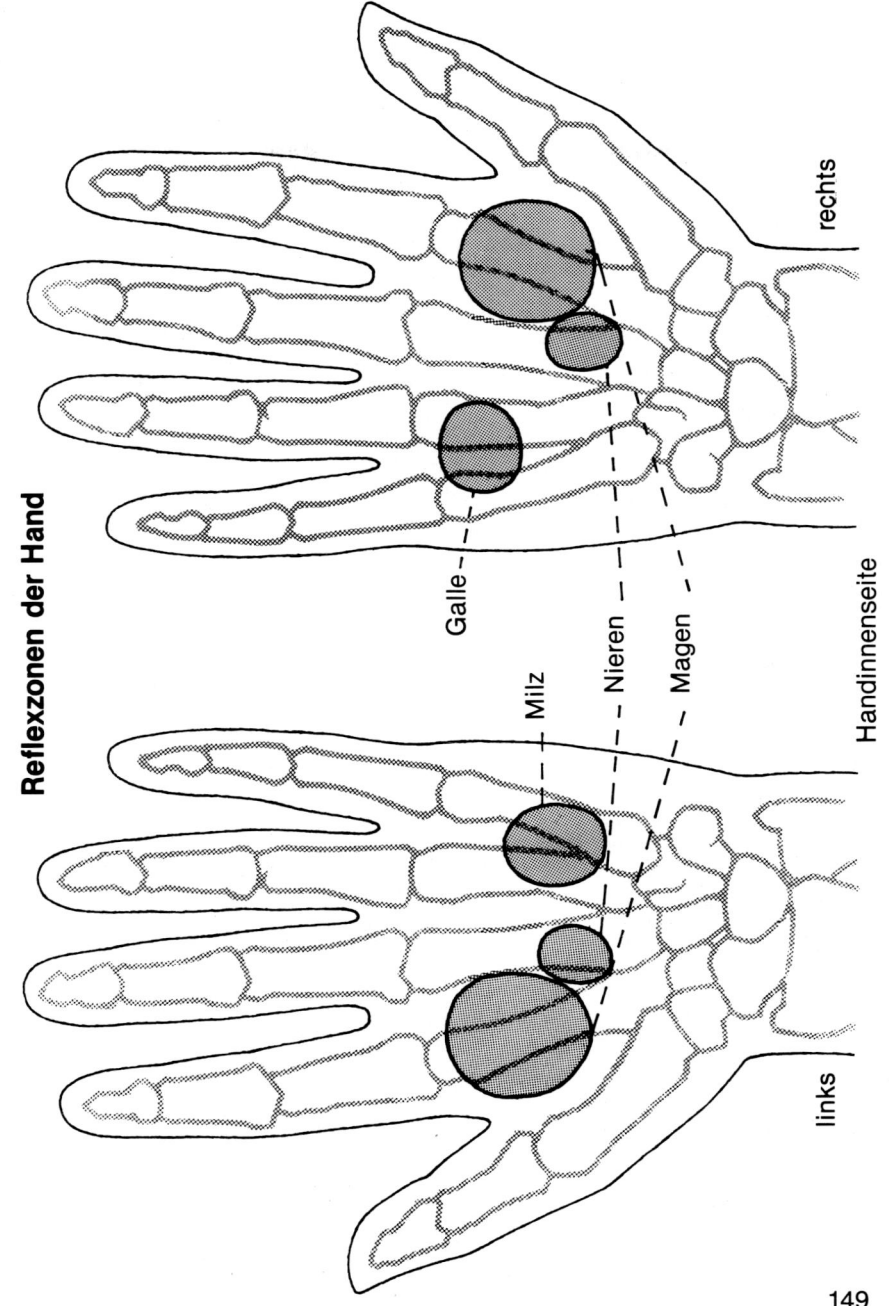

Galle

Milz

Nieren

Magen

rechts

links

Handinnenseite

Reflexzonen der Hand

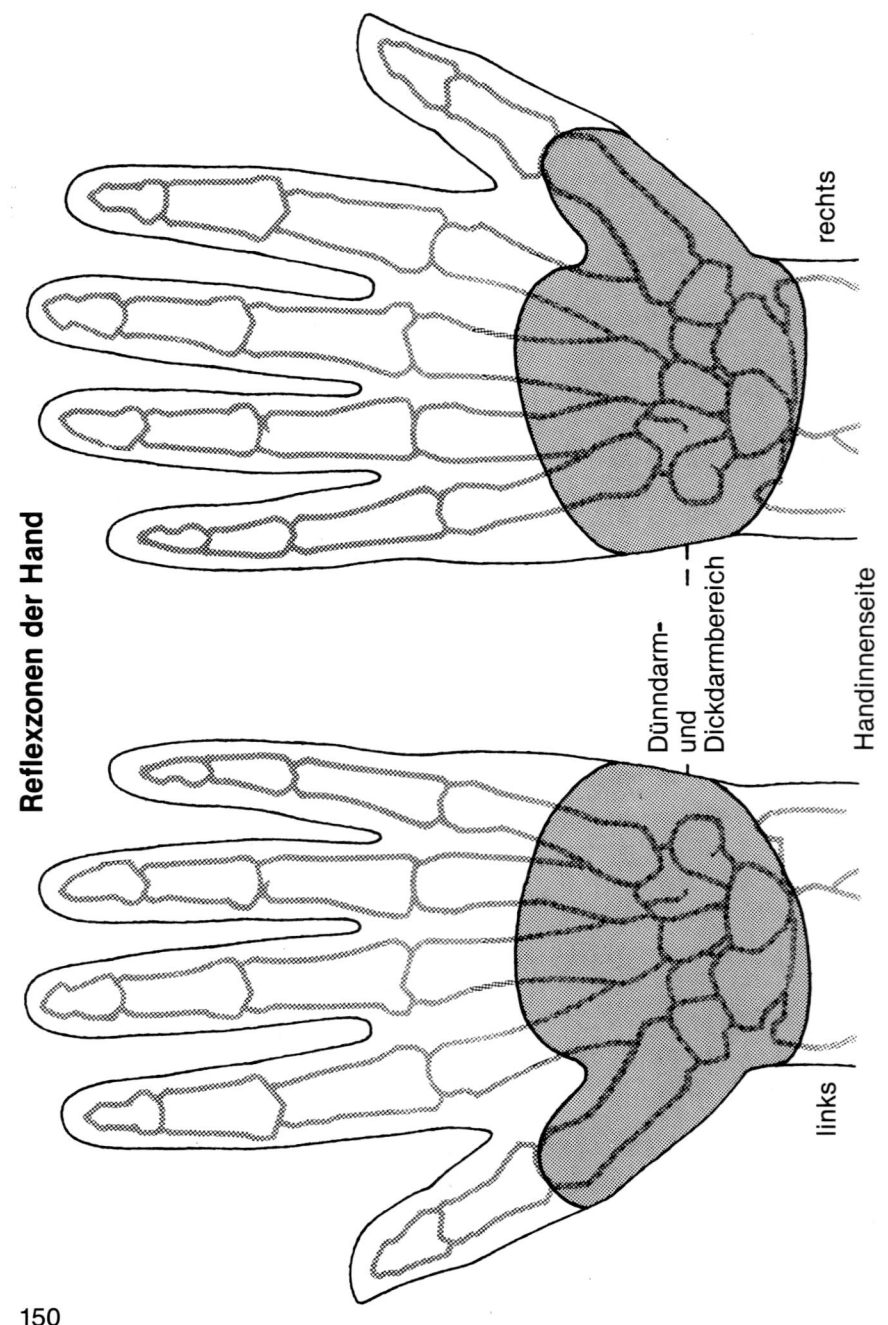

Dünndarm-
und
Dickdarmbereich

Handinnenseite

rechts

links

Behandlungsablauf (mit therapeutischen Hinweisen)

Die Reflexzonenmassage ist in erster Linie als Gesundheitsvorsorge zu verstehen. Therapeut und Behandler sollten mehr Gesundheitsberater als Heilbehandler sein. Wir alle haben uns daran gewöhnt, unsere Maschinen zu warten und zu pflegen und regelmäßig zum Service zu bringen. Mit uns selbst als Körper gehen wir oft viel nachlässiger um als mit den Dingen, die uns im Alltag umgeben; dabei sind wir als funktionierender Körper seit Beginn unseres Lebens im Dauereinsatz.

Die Reflexzonenmassage ist eine großartige Möglichkeit, vorbeugend zu arbeiten. Kleine Störungen können laufend beseitigt werden, und die ständige Harmonisierung der körpereigenen Kräfte wirkt sich spürbar positiv aus auf das leib-seelische Gesamtbefinden und zeigt sich in einer aktiven Lebensgestaltung. Im Alltagsleben ist es besonders wichtig, dauernd in Bewegung und Schwung und damit auch im Gleichgewicht zu bleiben. Dieses Gleichgewicht ist vergleichbar mit dem beim Radfahren: Wenn wir stillstehen, fallen wir um. Wir haben im Laufe der Zeit eine falsche Vorstellung von Sicherheit entwickelt; wir verbinden Sicherheit meistens mit Ruhe. Doch im Leben gibt es keine Ruhe. Wo Ruhe ist, ist keine Bewegung; wo keine Bewegung ist, ist kein Leben. Wir müssen daher täglich um unser Gleichgewicht ringen, und dieses Ringen soll im Bewußtsein um die Stärke der eigenen Lebenskraft zugelassen werden. Die Massage der Reflexzonen kann das Bewußtsein und das Vertrauen auf die eigene Lebenskraft sehr positiv beeinflussen.

Im folgenden soll ein allgemeiner Behandlungsablauf mit seinen wichtigsten Arbeitsschritten dargestellt werden, wobei in manchen Teilschritten auf wichtige organische Aspekte besonders hingewiesen wird. Allgemeinverbindliche Hinweise zu geben ist schwierig, da aufgrund seiner individuellen Einmaligkeit jeder Mensch als neue Begegnung mit einer bestimmten Form von Lebensenergie gesehen werden muß. Als Grundlage dieser kurzen Anmerkungen ist immer wieder das am Anfang des Buches und bei der systematischen Darstellung der Reflexzonen Gesagte zu beachten. Trotz der schematischen Gliederung des folgenden Kapitels ist die Behandlung nicht symptomatisch orientiert; das heißt, wir konzentrieren uns nicht sofort auf die gestörte oder belastete Zone, sondern arbeiten zuerst an der allgemeinen Entspannung und Harmonisierung durch Massage an den Reflexzonen der Wirbelsäule. Wir erreichen dadurch eine Beruhigung des vegetativen Systems, geben dem Behandelten Gelegenheit, sich zu öffnen und über Hintergründe seiner Beschwerden zu sprechen.

Wir müssen uns als verantwortungsvolle Behandler auf jeden Menschen und auf jede Begegnung mit dem Menschen durch die Massage der Reflexzonen neu einlassen. Das Vertrauen in die methodischen Grundsätze und geistigen Grundlagen ist wichtiger als die bereits erzielten Erfolge bei anderen Behandelten. Die menschlichen Probleme — dessen müssen wir uns immer bewußt sein — sind nicht technisch lösbar; sie sind nur zwischenmenschlich lösbar. Wir haben Sprechen und Verstehen weitestgehend verlernt. Der kranke Mensch spricht zu uns in seiner eigenen Sprache, und wir müssen sie wieder verstehen lernen bzw. wird auch der kranke Mensch selbst oft zu dieser seiner Ausdrucksweise ein neues Verhältnis finden müssen. Dieses Verständnis in uns wächst aber nur schrittweise mit jeder menschlichen Begegnung. Das meiste lernen wir am Menschen und mit dem Menschen. Zu diesem Lernen müssen wir bereit sein.

Allgemeine Reihenfolge der behandelten Zonen:

- Wirbelsäule
- Kopfzonen, Nebenhöhlen, Zähne, Augen, Ohren
- obere Lymphgefäße
- Atmung, Nase, Rachenraum, Tonsillen, Bronchien, Lunge
- Herz
- Zwerchfell
- Verdauung: Mundhöhle, Zähne, Speiseröhre, Mageneingang, Magen, Magenausgang, Milz, Leber, Gallenblase, Dünndarm, Dickdarm, Bauchspeicheldrüse, Darmzonen allgemein, Blinddarm, Mastdarm, After
- Nieren, Nebennieren
- Blase, Prostata
- Ovarien, Uterus

- innersekretorische Drüsen
- lymphatische Organe
- Gelenke
- Muskulatur

Zonenbereich	Hinweise
Wirbelsäule	Wir beginnen die Wirbelsäule vom Steißbein aus zu massieren. Mit einem lockeren, weichen, dynamischen Griff massieren wir im nächsten Schritt von der Halswirbelsäule in Richtung Steißbein. Wir wiederholen diese Massage mit jeweils abwechselnden Richtungen ca. 3- bis 5mal. Bei der Massage der Wirbelsäule sind für den Behandler erste Störungsanzeichen erkennbar, da in der Wirbelsäule die nervale Hauptversorgung aller wichtigen Organbereiche zugrundegelegt ist (vergleiche dazu die Übersicht über das vegetative Nervensystem). Bei Massage in proximaler Richtung werden die Nervenaustritte aus der Wirbelsäule entlastet und wird somit eine erste entspannende und ordnende Wirkung erzielt. Ein großer Anteil der Störungen läßt sich auf nervöse Blockaden aufgrund verschobener statischer Verhältnisse in der Wirbelsäule zurückführen. Bei einer Blockade im Kreuz-Darmbein-Gelenk sind auch deutlich die abwechselnden Spannungsfelder am Rücken festzustellen. Diese links und rechts sich abwechselnden Spannungsfelder lassen sich gezielt über die Muskulatur behandeln; die Massage der langen Rückenstrecker ist ein hervorragendes Mittel, solche Spannungen zu lösen.
Kopfzonen, Nebenhöhlen	Das Schädeldach soll bei der Massage der Kopfzonen zuerst erfaßt werden; wir erfassen damit den gesamten Kopfhöhlenbereich, massieren dann weiter das Großhirn, anschließend das Kleinhirn und den

Übersicht über das vegetative Nervensystem

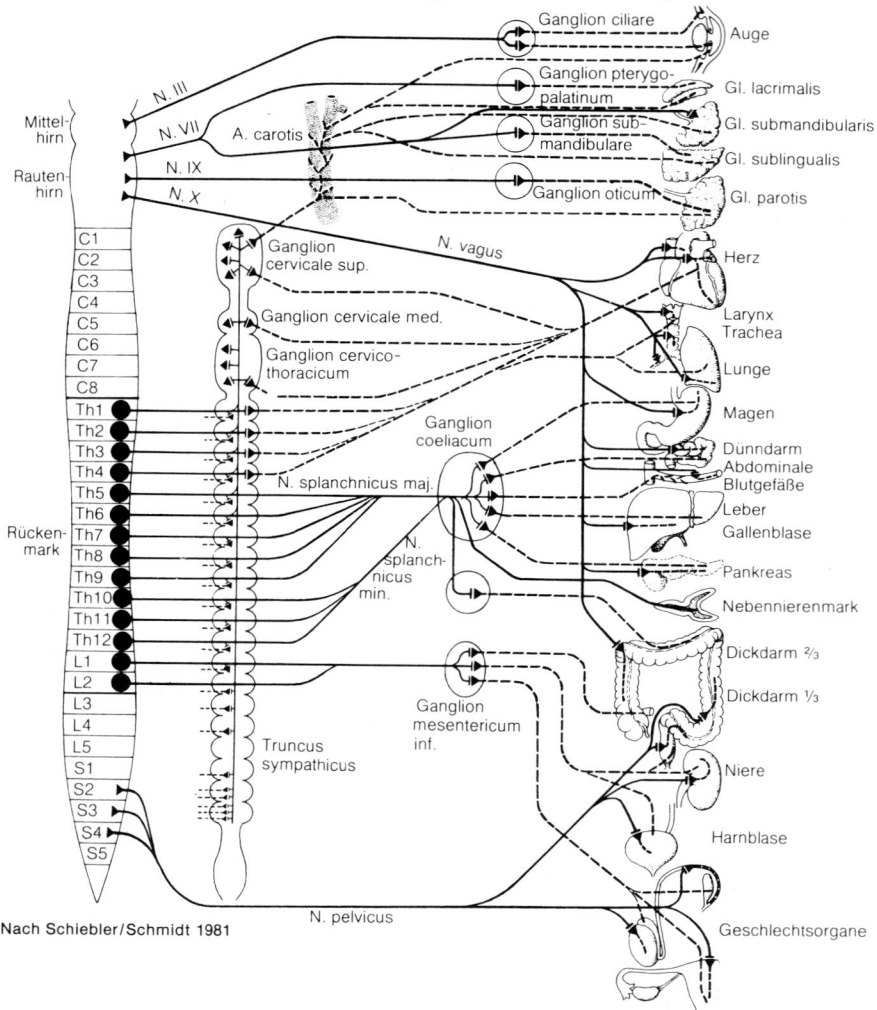

Nach Schiebler/Schmidt 1981

►— Versorgung durch Parasympathicus (verantwortlich für Energieeinsparung, Entspannung, Aufbau, Erholung)

●— Versorgung durch Sympathicus (verantwortlich für Energieentladung, Abbau, Anspannung)

Aufgrund dieser Verbindungen von nervalem und organischem System ist die Massage der reflektorischen Zonen der Wirbelsäule oft genauso wirksam wie die Massage der organischen Bezugszonen. Über die Behandlung der Nervenaustritte bei den Wirbelkörpern an den Fußreflexzonen erreichen wir eine optimale Harmonisierung.

154

Nackenbereich, wobei die Bewegungsrichtung des massierenden Daumens sich leicht nach lateral richten soll. Wichtig ist eine richtig dosierte Aktivierung der reflektorischen Zone der Hypophyse. Von ihrem einwandfreien Funktionieren hängt im wesentlichen auch die Steuerung der hormonellen Regelung ab. Kinder reagieren bei Konzentrationsschwächen äußerst positiv auf eine einfühlsame Massage der Hypophyse. Auch bei Frauen mit bestimmten Formen von Unfruchtbarkeit wurden gute Erfolge erzielt, da die Hypophyse auch wichtige Aufgaben der hormonellen Regelung im sexuellen Bereich innehat. Bei allen sogenannten grippalen Infekten ist die Massage der Nasenzone bzw. der Mund- und Rachenhöhle angezeigt. Bei vielen Formen von Kopfschmerzen wird man sich verstärkt der Kopfzone widmen; die Behandlung von Migränen darf aber nicht symptomatisch in den Kopfzonen steckenbleiben, sondern muß sich kausal und funktional an der Ganzheit des Behandelten mit allen möglichen Ursachen orientieren. Bei der Massage der Kopfzonen muß den Nebenhöhlen verstärkt Aufmerksamkeit geschenkt werden.

Zähne	Defekte Zähne sind bekannt als heimtückische Krankheitsherde. Reagiert ein Zahn überempfindlich auf Temperaturschwankungen (heiß/kalt), so läßt sich diese Überempfindlichkeit gut mit sedierender Reflexzonenmassage beeinflussen. Stellt eine Störzone im Zahnbereich aber einen Krankheitsherd dar (eitrig), so ist der Behandelte zum Zahnarzt zu verweisen; jegliches Dämpfen des Schmerzes wäre hier wiederum nur Symptombehandlung. Reagiert eine Zone schmerzhaft, obwohl der entsprechende Zahn schon entfernt wurde, dann stellt die Narbe ein energetisches Störfeld dar (Entstörung durch den Fachmann!).

Augen	Die reflektorischen Zonen der Augen auf der 2. und 3. Längszone haben sich äußerst positiv erwiesen bei bestimmten Heilprozessen nach Operationen und bei der Verminderung von Kurzsichtigkeit (2. Längszone) und Weitsichtigkeit (3. Längszone). Durch die Aktivierung der Augenzonen wird eine Stärkung der Augenmuskulatur erreicht, die sich auch positiv auf die Sehkraft auswirken kann.
Ohren	Am Innenohr (4. Längszone) werden die therapeutischen Reize vor allem bei Ohrensausen, Gleichgewichtsstörungen und einer bestimmten Form von Hörbeschwerden gesetzt.
obere Lymphgefäße	Nach der Behandlung der Kopfzonen ist es wichtig, durch die Massage der oberen Lymphgefäße den Abfluß der Giftstoffe zu gewährleisten. Geschieht dies nicht, kann es durch den sich bildenden Lymphstau zu neuen Beschwerden (Kopfschmerzen) kommen. Bei Asthma, Heuschnupfen und vielen anderen allergischen Störungen sind die Zehenzwischenräume von zweiter und dritter bzw. dritter und vierter Zehe besonders schmerzempfindlich. Hier ist es wichtig, den Zuggriff zur Aktivierung des lymphatischen Bereiches wohldosiert anzuwenden.
Atmung, Nase, Rachenraum	Zonen der Atmungsorgane werden vor allem auf der dorsalen Seite des Fußes erfaßt; auf der plantaren Seite des Fußes liegen zu viele Reflexzonen des Nervensystems.
Tonsillen	Bei der Massage der reflektorischen Zonen der Tonsillen werden sehr gut auch die Stimmbänder erfaßt; bei Heiserkeit sind gute Ergebnisse erzielt worden.

Bronchien	Die Bronchien werden auf der dorsalen Seite des Fußes von distal zu proximal massiert.
Lunge	Die Zonen der Lunge werden plantar und dorsal erfaßt.
Herz	Werden in der reflektorischen Zone des Herzens irgendwelche Störungen oder Belastungen festgestellt, so muß der Behandelte zur weiteren Abklärung unbedingt zum Arzt verwiesen werden. In Zusammenarbeit mit dem behandelnden Arzt kann allerdings auch nach Herzinfarkten die Regeneration der Herzmuskeltätigkeit äußerst positiv beeinflußt und eine Harmonisierung der Herztätigkeit erreicht werden. Belastungen in der Herzzone können ein Hinweis auf psychische Belastungen des Behandelten sein; sie können aber auch in einer gestörten Atmungstätigkeit begründet sein (Verspannungen im Intercostalraum, das ist der Raum zwischen den Rippen). Gerade bei der Zone des Herzens muß der ganzheitliche Aspekt der Reflexzonentherapie beachtet werden: Oft sind Schmerzen in der Herzgegend nur funktionaler Ausdruck einer Belastung.
Zwerchfell	Ein Hochstand des Zwerchfells kann seine Ursachen nicht nur im Atmungsbereich haben, sondern genauso ein Hinweis auf Belastungen im Magen-Darm-Bereich sein (Darmblähungen). Behandelt wird mit einer entsprechenden Lockerung und Entspannung des gesamten Intercostalraumes; Störungen der Reflexzonen des Diaphragmafeldes können durch gezielte und wohldosierte Reize beim Plexus solaris effizient beeinflußt werden. Interessant ist auch die Beobachtung, daß vor allem von Kindern vor einer asthmatischen Entwicklung über Bauchschmerzen geklagt wurde und daß die Behandlung der Reflexzonen der

	Bauhinschen Klappe äußerst günstige Ergebnisse brachte.
Verdauung, Mundhöhle, Zähne, Speiseröhre	Dieselbe reflektorische Zone wie die Luftröhre.
Mageneingang	Linker Fuß.
Magen	Jede akute Gastritis muß sediert werden; gibt es Probleme mit der Magensäurebildung, so muß aktiviert werden. Leidet ein Behandelter an zuviel Magensäure, so wird auch hier meist aktiviert, weil dadurch die Selbstregulation eintritt. Vorsicht ist geboten bei vorhandenen Magengeschwüren; sie können durch die Massage aufbrechen. Ein „nervöser" Magen muß sediert werden.
Magenausgang	Rechter Fuß. — Störungen in den Bereichen Mageneingang und Magenausgang sind im wesentlichen Hinweise auf entzündliche Prozesse.
Milz	
Leber	Bei Hepatitis bringt eine Aktivierung der reflektorischen Zone auf jeden Fall eine Verbesserung der Leberwerte; die Leber steht als Entgiftungsorgan in engem funktionellen Zusammenhang mit Stoffwechsel und Kreislauf und ist daher bei allgemeiner Müdigkeit oder Depression zu aktivieren. Eine allgemeine Aktivierung und Harmonisierung des Kreislaufes erfolgt mittels Durchziehen der Mittelfußknochenfurchen von der dorsalen Seite in distaler Richtung mit Hilfe von Daumen und Zeigefinger.

Gallenblase	Vorsicht bei Ablagerungen! Durch die Massage können Gallensteine zur Wanderung angeregt werden. Im Zweifelsfall immer zuerst ärztlichen Rat einholen, bevor weiterbehandelt wird. Wichtig ist die Aktivierung der Gallenblasenzone bei Verdauungsbeschwerden; der Reiz wird auf der dorsalen und plantaren Seite des Fußes in der entsprechenden Zone mit einem Zangengriff von Daumen und Zeigefinger gesetzt. Bei der Gallenblase ist darauf zu achten, daß sie eine sehr individuelle Lage einnehmen kann (3. bis 4./5. Längszone).
Dünndarm	
Dickdarm	Der Dickdarm wird entsprechend seiner Lage massiert: zuerst aufsteigender, dann querliegender und absteigender Dickdarm bis zum Anus.
Bauchspeicheldrüse	Wird mit der Magenzone mitmassiert; Vorsicht bei der Behandlung von Diabetikern: Ein Insulinschock kann leicht ausgelöst werden (Zucker- oder Traubenzuckergaben).
Darmzonen allgemein	Aktivierung bei Verdauungsproblemen; bei Durchfall und Verstopfung müssen die Darmzonen aktiviert werden. Bei Problemen in den Darmzonen immer auf Ernährung bzw. Lebensweise des Behandelten abzielen.
Blinddarm	Ein sogenannter chronischer Blinddarm muß sediert werden; die Zone des Blinddarms bietet einen ausgezeichneten diagnostischen Wert: Wird bei entsprechenden Schmerzen ein Reiz in der Blinddarmzone gesetzt und verschwindet dieser Schmerz im Bauchraum nur kurzfristig, so ist dies ein sicherer Hinweis auf eine akute Blinddarmentzündung.

Mastdarm	
After	Belastungen in der reflektorischen Zone des Schließmuskels weisen auf Hämorrhoiden, Verkrampfungen oder Ekzeme u. dgl. hin. Die Sedierung des Schließmuskels bringt oft ein Wärmegefühl in der zugeordneten organischen Zone und eine Entspannung mit sich; anschließend das Entlymphen des Beckenraumes nicht vergessen!
Nieren	Für die Niere gilt dasselbe wie für die Gallenblase: Schon vorhandene Ablagerungen können zum Wandern angeregt werden. Die Nieren werden gemäß ihrer Funktion aktiviert; dabei ist es gleich, ob wir es mit Schrumpfnieren oder Wandernieren zu tun haben. Die Bewegungsrichtung des massierenden Daumens ist bei den Zonen der harnableitenden Organe sowohl distal wie auch proximal, weil die Niere sowohl ableitendes Organ wie auch die Harnblase ansaugendes Organ ist. Der Behandler muß sich wiederum der Grenzen und Möglichkeiten des Einsatzes dieser Massage bewußt werden: Eine Verstopfung durch einen gelockerten Stein kann das Absterben der Niere hervorrufen. Bei Verdacht auf Nierensteine ist ein Arzt zu konsultieren. Für den Behandler gilt hier wiederum: In der Beschränkung zeigt sich der Meister!
Nebennieren	Wichtig ist auch hier die Aktivierung bei Allergien, damit die Produktion und Wirksamkeit des körpereigenen, schmerzlindernden Cortisons aufrechterhalten bzw. in Gang gesetzt wird. Auch bei niedrigem Blutdruck kann die Aktivierung der Nebennieren große Erfolge bringen.
Blase	Während die Blase aktiviert wird (Funktion!), wird der Blasenschließmuskel (z. B. bei Bettnässern) sediert.

Bei Bettnässern sind psychosoziale Faktoren mit einzubeziehen (vor allem bei Kindern: Verhältnis der Eltern zum Kind überprüfen).

Prostata	Durch eine gefühlvolle, aktivierende und durchblutungsfördernde Massage lassen sich viele Probleme, die mit dem Harnlassen verbunden sind, günstig beeinflussen.
Ovarien/Uterus	Bei Regelstörungen oder Krämpfen vor der Menstruation bringt die Reflexzonenmassage wesentliche Erleichterung bzw. Normalisierung. Bei der Behandlung unregelmäßiger Zyklen muß der entscheidende Reiz in Verbindung mit der Hypophysenbehandlung gesetzt werden. Auch hier sind wie bei vielen anderen Störungen die psychosozialen Hintergründe und Konflikte mit einzubeziehen.
innersekretorische Drüsen	Entsprechend ihrer Funktion (Stoffwechsel/Wachstum/Hormonhaushalt) werden die reflektorischen Zonen der innersekretorischen Drüsen aktiviert; allerdings ist aufgrund der komplizierten Funktionszusammenhänge mit einem längeren Zeitraum bis zum Eintreten der therapeutischen Wirksamkeit zu rechnen. Ganz wichtig ist die Massage bei allen allergischen Erkrankungen; auch bei Funktionsstörungen der Schilddrüse führen lockere, leichte therapeutische Reize im wesentlichen zur Funktionsnormalisierung.
lymphatische Organe	Beim „Entlymphen" (leichter Zangengriff) ist darauf zu achten, daß die oberen Lymphwege zuerst behandelt werden; die reflektorischen Zonen im Beckenbereich werden meist gegen Ende der Behandlung entlympht. Falls notwendig, kann auch zwischendurch an den Lymphzonen gearbeitet werden, auf jeden Fall aber am Ende der Behandlung, damit eine gut funktionierende Schadstoffentsorgung gewährleistet ist. Das

Entlymphen der oberen Lymphwege geschieht durch das schon detailliert beschriebene Ausziehen der Interdigitalhäute; das Entlymphen des Beckenraumes wird entweder mit beiden Händen oder mit Daumen und Zeigefinger durch einen weichen Zangengriff mit einem rhythmischen Zug fersenwärts (entlang der Achillessehne) durchgeführt.

Gelenke	Werden bei einer Massage in einem reflektorischen Bereich eines Gelenkes Störungen festgestellt, so läßt sich diese Zone aufgrund des stechenden Schmerzes meist exakt lokalisieren. Wir bleiben einige Zeit sedierend auf diesem Punkt und werden meist feststellen, daß der Patient in der Bewegungsfreiheit sofort positiv beeinflußt wird (Ausnahmen: Faserriß u. ä.). Bei der Therapie von Epicondylitis humeri (Tennisellbogen) ist darauf zu achten, daß Halswirbelsäule, Schulter, Brachialraum, Oberarm- und Ellbogenbereich gleichermaßen mit einbezogen werden. Der Tennisarm ist auch mit einer fachgerechten Akupunktmassage gut therapierbar.
Muskulatur	Im Bereich der Muskulatur können wir durch aktivierende Reize den Muskeltonus normalisieren. Die Muskulatur unterstützt die Skelettstatik, sodaß bei der Behandlung von Störungen des knöchernen Stützapparates immer auch die entsprechende Muskulatur mit einbezogen werden muß (z. B. Kreuzschmerz/Bauchmuskulatur). Auch bei der gesamten Muskulatur und ihren möglichen Verspannungen ist immer auf die seelische Belastungssituation des Patienten einzugehen; so sind Verspannungen im Nacken und in der Schultermuskulatur auch ein Hinweis auf die Last, die der Behandelte zu tragen hat.

Trotz eines oft nach außen hin gleich scheinenden und sich wiederholenden Krankheitsbildes darf der Mensch seiner Individualität nicht beraubt werden; der verantwortungsvolle Behandler wird auf keinen Fall den Menschen auf ein biophysikalisch-chemisches Reiz-Reaktionssystem reduzieren. Die Gesetze der Physik und der Chemie kommen erst dann völlig zur Geltung, wenn der Körper kein Leben mehr in sich hat. Nur der Leichnam in seinem Abbau ist diesen Gesetzen ausgeliefert. Solange die Lebenskraft im Menschen fließt, haben noch andere Gesetze Gültigkeit, von denen wir zugegeben noch sehr wenig Ahnung haben. Man darf nicht glauben, daß man durch die Lektüre eines Buches zum Fachmann wird. Reflexzonenmassage gründet auf jahrtausendealten Erfahrungen und wird als Heilmethode in erster Linie immer Erfahrungswissen bleiben. Seine eigenen Grenzen zu mißachten ist leichtfertig und kann gefährlich werden. Erfahrungen zu sammeln ist ein mühseliger, aber ertragreicher Weg, und er bleibt keinem erspart, der sich ernsthaft mit der Reflexzonenmassage beschäftigen will.

Es hat auch Bestrebungen gegeben, die Reflexzonenmassage zu privatisieren und zu monopolisieren; solche Bemühungen werden immer zum Scheitern verurteilt sein, denn Reflexzonenmassage baut auf altes Allgemeingut auf, und wer das Wohl des Menschen im Auge hat, wird sich anstrengen, daß möglichst viele Menschen eigenverantwortlich mit den verschiedensten Heilmethoden arbeiten können. Reflexzonenmassage als gesundheitsfördernde und vorbeugende Methode ist gewiß keine Sache des Spezialisten allein; die Methode ist einfach genug, um von jedem angewandt werden zu können. Man muß sich nur der Auseinandersetzung mit den geistigen Grundlagen stellen und mit der daraus abgeleiteten Einstellung und dem Können verantwortungsbewußt und gewissenhaft umgehen. Nicht zuletzt deshalb gibt es dieses Buch.

Beispiele aus der Praxis

Wir haben sehr lange um die Entscheidung gerungen, ob wir einige Behandlungsbeispiele aus der Praxis dem Leser zugänglich machen sollen oder nicht. Manchmal werden Krankheitsgeschichten sehr ausführlich dargestellt und eindrucksvoll geschildert; nicht selten erwecken solche Berichte den Eindruck einer versteckten Selbstwürdigung. Viel gefährlicher ist aber die Tatsache, daß solche Dokumentationen oft als „Rezept" für ähnliche Fälle genommen werden.
Wenn wir uns trotzdem zu einigen kurzen und eindrucksvollen Berichten entschlossen haben, dann deshalb, weil wir glauben, daß der Leser ein Recht hat zu erfahren, welche großartigen Möglichkeiten die Arbeit mit den Lebensenergien in sich birgt:

- Eine 64jährige Asthmapatientin litt seit 35 Jahren unter Beschwerden und hatte bisweilen starke Anfälle. Nach 20 Behandlungen, bei denen zur Unterstützung Hundefett angewandt wurde, war die Patientin beschwerdefrei. Dieser Zustand der Beschwerdefreiheit dauert bis jetzt schon 4 Jahre an.
- Ein 13jähriges Kind litt seit 5 Jahren an starken Asthmaanfällen. Der Körper vertrug überhaupt kein Medikament (auch kein Cortison) mehr. Nach 10 Behandlungen wurde eine Narbe im Beckenraum entstört; seither ist das Kind beschwerdefrei.
- Die sogenannte Gürtelrose konnte in den meisten Fällen im Anfangsstadium mit ca. 3—5 Behandlungen zum Verschwinden gebracht werden.
- Eine 70jährige Patientin hatte laut ärztlicher Diagnose beiderseitigen Leistenbruch. Nach 15 Behandlungen fühlte sich die Patientin viel wohler, und nach weiteren 10 Behandlungen, bei denen sie jeweils ein starkes Ziehen und ein Wärmegefühl in der Leistengegend verspürte, waren die Brüche ausgeheilt.
- Einem Patienten wurde vor längerer Zeit aufgrund einer Kopfverletzung durch einen Explosionskörper eine Silberplatte eingesetzt. Der Kriegsinvalide konnte weder sprechen noch eine längere Strecke als 5—10 Schritte auf einmal bewältigen. Der Sicht- und Tastbefund ergab

eine übergroße Belastung in der Hypophyse, am Schädeldach und im Groß- bzw. Kleinhirn; ebenfalls zeigten sich starke Störungen in der Halswirbelsäule, der Brustwirbelsäule und der Lendenwirbelsäule. Nach 5 Behandlungen konnte er bereits einige Sätze sprechen; aufgrund dieses Erfolges hatten sich einige energetische Blockaden in seinem Körper gelöst, und mit Hilfe des gesteigerten persönlichen Willens konnte er nach weiteren 12 Behandlungen bereits mehrere Kilometer gehen.

- Ein 67jähriger Patient erlitt nach einer Bergtour einen Herzinfarkt. Ein halbes Jahr nach einem Krankenhausaufenthalt kam er in die Praxis, und es wurde eine Ganzkörperbehandlung durchgeführt. Nach ca. 20 Behandlungen war im EKG kein Herzinfarkt mehr nachzuweisen und der Patient völlig beschwerdefrei.

- Ein 9jähriges Kind hatte in der Schule große Konzentrationsschwierigkeiten und war daher außerstande, die entsprechenden Leistungen zu erbringen. Der Sichtbefund ergab Belastungen in der Wirbelsäule, in der Hypophyse und im oberen Lymphbereich. Nach einigen Behandlungen war es ausgeglichener und hatte schon weniger Angst vor den Schularbeiten. Nach insgesamt 9 Behandlungen erledigte das Kind seine Hausaufgaben und schulischen Leistungen selbständig, hatte eine sehr hohe Konzentrationsfähigkeit entwickelt und konnte die Schule ohne Probleme abschließen.

- Ein 3 Monate alter Säugling konnte seit Geburt den Stuhl nicht selbständig abführen. Der Sichtbefund ergab eine aufgequollene Darmzone. Schon während der ersten Behandlung kam es zur selbständigen Stuhlabfuhr, und nach weiteren 3 Behandlungen hatte sich die Darmtätigkeit völlig normalisiert.

- Bei einer internationalen Radrundfahrt wurden einige Sportler betreut. Nach einer anstrengenden Bergfahrt meldete sich ein Radrennfahrer mit starken Schmerzen im Kniegelenk; nach kurzer Zeit war das Knie dick angeschwollen. Der Sicht- und Tastbefund des Knies zeigte jedoch keinerlei Belastung. Starke Störungen wurden dafür in einem Zahnbereich festgestellt. Dieser Zahn wurde auf Empfehlung hin noch in derselben Nacht gezogen. Am nächsten Tag hatte der Rennfahrer zwar eine geschwollene Wange, konnte aber das Rennen ohne Störungen im Kniebereich fortsetzen.

- Eine 30jährige Frau kam mit Dauerschnupfen in die Praxis. Keinerlei andere medizinische Behandlung hatte bis jetzt angesprochen. Die einzigen Störungen waren im genitalen Bereich (Eierstock, Eileiter und Gebärmutter) der Patientin zu ertasten. Sie hatte sich zur Empfängnisverhütung eine „Spirale" einsetzen lassen, und der Körper wehrte sich offensichtlich dagegen. Der Patientin wurde empfohlen, die Spirale entfernen zu lassen, und nach drei harmonisierenden Behandlungen war sie generell beschwerdefrei.
- Ein 27jähriger Patient litt unter starken Migräneanfällen, die mitunter 4 Tage anhielten. Der Tastbefund ergab starke Belastungen im Halswirbelsäulen- und Lendenwirbelsäulenbereich sowie im Beckenbereich (!) und in der Darmgegend. Nach 7 Behandlungen war der Patient ein halbes Jahr beschwerdefrei. Nach einer weiteren Behandlungsserie mit je 3 mal 5 Behandlungen verschwanden seine Beschwerden völlig.
- Ein 40jähriger Patient hatte nach einem Autounfall Prellungen am ganzen Körper; Brustkorb- und Bauchmuskelbereich schmerzten trotz hoher Medikamentendosis stark. Der Tastbefund ergab starke Störungen im Intercostalraum und im Bereich der Bauchmuskulatur. Mit zwei etwas längeren und wohldosierten Behandlungen wurde Beschwerdefreiheit erreicht.
- Eine 23jährige querschnittgelähmte Patientin hatte starke halbseitige Kopfschmerzen, litt unter Obstipation (Verstopfung) und unter heftigem Schwitzen. Aufgrund der Querschnittlähmung konnte schwer ein Tastbefund erhoben werden; aber nach 7 harmonisierenden Ganzbehandlungen war der Kopfschmerz weg, regelmäßiger Stuhlgang stellte sich ein und das übermäßige Schwitzen normalisierte sich.

Solche Kurzberichte würden ein eigenes Buch ergeben. Jeder Leser weiß sicher selbst von Fällen, die zunächst nur Erstaunen hervorrufen, aber letzten Endes großartige Beweise des Geheimnisses der Lebensenergien sind.

Reflexzonenmassage in Frage und Antwort

Frage: Was ist die Reflexzonenmassage?

Antwort: Die Reflexzonenmassage ist eine Behandlungsform, bei welcher über die Massage bestimmter Zonen an den Füßen auf den funktionellen Gesamtablauf der Lebenskräfte des Organismus Einfluß genommen wird.

Frage: Wie wirkt die Reflexzonenbehandlung?

Antwort: Es gibt noch keine endgültigen Erklärungen über die Wirkungsweise der Reflexzonenmassage. Die verschiedenen Erklärungsansätze haben alle irgendwie recht, und doch kann man aufgrund eines Modells nicht die ganze Wirkungsbreite begründen (Modell der kristallinen Ablagerungen, der Nervenimpulsblockaden, der energetischen Blockaden usw.). Über das Abbild des menschlichen Körpers im Fuß erreichen wir bei der Reflexzonenmassage jedenfalls den ganzen Menschen.

Frage: Wer führt diese Behandlung bzw. Massage durch?

Antwort: Die Reflexzonenmassage ist im Grunde überliefertes Volksgut und diente seit jeher zur Selbstversorgung im gesundheitlichen Bereich. Die therapeutischen Möglichkeiten der Reflexzonenbehandlung sind in letzter Zeit derart verfeinert und erweitert worden, daß eine gezielte Behandlung des Körpers über die Reflexzonen am Fuß dem geschulten Therapeuten vorbehalten bleiben sollte. Auch dieser wird bei Vorhandensein von Störungen die Zusammenarbeit mit einem Arzt suchen. Als Methode zur Bewahrung der Gesundheit und zur Vorbeugung gegen Störungen ist sie bei sachgemäßer und verantwortungsvoller Anwendung aber für jedermann geeignet.

Frage: Wer wird mit Reflexzonenmassage behandelt?

Antwort: In erster Linie werden Gesunde massiert. Die Reflexzonenmassage dient primär der Erhaltung der Gesundheit und der Verhütung von Störungen. Werden aber in verschiedenen Zonen Belastungen festgestellt, so sind wir mit der Reflexzonenmassage in der Lage, durch gezielte therapeutische Reize so in das Körpergeschehen einzugreifen, daß die Selbstheilungskräfte des Körpers aktiviert werden.

Frage: Wie arbeitet man bei der Reflexzonenmassage?

Antwort: Die therapeutischen Reize werden mit der massierenden Hand — und nur mit dieser — gesetzt; vor allem der Daumen des Therapeuten massiert mit einem dynamischen und einfühlenden Griff die reflektorischen Zonen der Füße.

Frage: Was wird bei der Reflexzonenmassage eigentlich behandelt?

Antwort: Im engeren Sinn „behandelt" werden eigentlich nur die beiden Füße des Patienten. Aber die Reflexzonenmassage sieht immer die Ganzheit des Menschen vor sich und behandelt so den Menschen als leib-seelische und geistige Einheit, denn die Belastungen können vielfältige Ursachen haben. Wir behandeln auch keine isolierten Störungen, sondern immer den ganzen Menschen. Die Reflexzonenmassage als Therapieform widmet sich nicht den Symptomen einer Störung, sondern den Ursachen dieser Störung in der Ganzheit und Einheit des Menschen; sie ist also eine ganzheitlich orientierte Behandlungsmethode. Dadurch ist sie auch hervorragend kombinierbar mit allen anderen ganzheitlichen Therapieformen (z.B. Homöopathie).

Frage: Was bedeuten Schmerzen an bestimmten Zonen des Fußes?

Antwort: Treten bei der Massage der Reflexzonen in bestimmten Bereichen Schmerzen auf, so zeigen die Schmerzen eine Störung oder Belastung in der reflektorisch zugeordneten Körperzone an. Über die unmittelbaren Ursachen dieser Störung oder Belastung können wir wenig Angaben machen. Wir erkennen aber oft auch Störungen, die labordiagnostisch noch gar nicht nachweisbar sind, und können in solchen Fällen daher dem Körper zur Selbsthilfe unsere Unterstützung geben, bevor sich die Störungen in Krankheitsbefunden manifestieren.

Frage: Kann jeder mit der Reflexzonenmassage behandelt werden?

Antwort: Es gibt wenige Fälle, bei denen man über die reflektorischen Zonen keine therapeutischen Reize setzen darf (Ausführliches dazu im Buch). Aber im allgemeinen ist die Reflexzonenmassage unabhängig von Alter, Geschlecht oder Belastung anwendbar.

Frage: Wie lange dauert eine Behandlung?

Antwort: Die erste Behandlung dauert ca. eine Dreiviertelstunde, jede weitere sorgfältige Massage durchschnittlich 30 Minuten. Eine Behandlungsserie umfaßt ca. 8 bis 12 Einzelbehandlungen — je nach individueller Reaktion und Therapiefortschritt. Bei gesunden Menschen sind pro Jahr zwei Behandlungsserien zur körperlichen Regeneration und Stabilisierung zu empfehlen. Darüber hinaus kann jeder sich seine Füße behandeln lassen, wann immer er Lust dazu hat und es ihm wohltut.

Frage: Wie reagiert der Behandelte auf eine Massage der Reflexzonen?

Antwort: Die Reaktionen sind oft so unterschiedlich wie die behandelten Menschen selbst. Es gibt für den Behandler sichere Hinweise auf eine Überdosierung der gesetzten Reize; man muß gewissenhaft lernen, die einzelnen Reaktionsmerkmale der Patienten während der Behandlung zu interpretieren und seine Arbeit darauf immer wieder neu abzustimmen. Die unterschiedlichsten Reaktionen nicht zu kennen oder sie nicht richtig zu deuten kann zu Problemen führen. Es ist daher oberstes Gebot, stets leicht und einfühlsam am Fuß seines Partners zu arbeiten, um eine unerwartete Reaktion auszuschließen. Auf keinen Fall darf der Behandler das unbedingte Ziel haben, den Behandelten gesund machen zu wollen! Das bringt für beide Seiten nur

Verspannungen und behindert das ungestörte Fließen der Energien. Auch hier gilt: Je gefühlvoller der Massagereiz gesetzt wird, desto wirksamer ist er letztendlich. Eine allgemeine Reaktion ist zunächst ein Gefühl der Wärme, der Entspannung und der spürbar gesteigerten Durchblutung in der entsprechenden Körperzone.

Frage: Kann man sich auch selbst behandeln?

Antwort: Die Eigenbehandlung bringt einige Nachteile mit sich, die sich auf die therapeutische Effizienz negativ auswirken. Bei der Eigenbehandlung fehlt eine Grundvoraussetzung, nämlich die völlig entspannte Körperhaltung. Neben anderen Nachteilen (Mißachtung der Reaktionen usw.) kommt noch dazu, daß es bei der Eigenbehandlung zu keinerlei Energieaustausch (Energiefluß Patient — Therapeut) kommen kann. Wir halten diesen energetischen Austausch für die therapeutische Wirksamkeit für wesentlich. Wenn irgendwie möglich, sollte man sich also einem Menschen anvertrauen, der diese Methode der Massage liebevoll anwendet und zu dem man die nötige Vertrauensbeziehung hat, damit man sich dabei völlig entspannen kann. Wird die Fußreflexzonenmassage zwischen Partnern, innerhalb der Familie oder im Freundeskreis angewandt, so führt dieser Körperkontakt oft zu einem ganz besonders intensiven Vertrauensverhältnis.

Frage: Es gibt auf dem Markt verschiedene Instrumente und technische Hilfsmittel, die alle mit der Reflexzonenmassage in Verbindung gebracht werden. Wie nützlich sind sie?

Antwort: Jeder verantwortungsvolle Behandler und Therapeut wird sich von solchen Geräten distanzieren — geschweige denn sie selbst verwenden. Mit solchen Geräten ist es auch unmöglich, auf die Reaktionen des Behandelten therapeutisch zu reagieren. Die einfühlsam massierende Hand, die ganz gezielte therapeutische Reize setzen kann und auf die Antwort des Körpers reagieren kann, ist durch kein technisches Hilfsmittel zu ersetzen. Die verschiedenen auf dem Markt befindlichen Fußrollgeräte haben, wenn sie nicht übertrieben angewendet werden, zwar eine durchblutungsfördernde Wirkung, aber auch hier ist es gesünder und vorteilhafter, sich barfuß in freier Natur zu bewegen, um eine natürliche Stimulation der Fußsohlen zu erreichen.

Frage: Woran erkennt man den guten Behandler?

Antwort: Das ist vor allem eine Frage des persönlichen Vertrauensverhältnisses. Gelingt es einem Massierenden nicht, Ihr Vertrauen zu gewinnen, oder fühlen Sie sich in seinen Händen irgendwie unwohl oder verkrampft und verspannt, dann sind Sie wohl nicht an den Richtigen geraten. Viele Massageinstitute bieten heutzutage schon Reflexzonenmassage an — oft einfach deshalb, weil ein entsprechender Markt dafür existiert. Wählen Sie sorgfältig — schließlich geht es um Sie selbst. Es ist gleichgültig, wo Sie sich behandeln lassen — zu Hause, bei Freunden oder in einem Fachinstitut. Suchen Sie sich jene Menschen und jene Atmosphäre, bei denen bzw. in der Sie sich wohl fühlen und sich entspannen können. Achten Sie darauf, daß Sie möglichst ohne Zeitdruck füreinander dasein können. Das wichtigste sind die bewußtseinsmäßigen Voraussetzungen von Behandler und Behandeltem und die therapeutische Verantwortlichkeit des Massierenden, damit diese Form der ganzheitlichen Behandlung nicht zur reinen Technik verkommt. Wenn Sie sich Fachleuten anvertrauen wollen, erkennen Sie diese daran, daß sie nicht in Symptomen denken, sondern versuchen, ihre Tätigkeit auf den jeweiligen Menschen abzustimmen, der sich Ihnen anvertraut hat. Der gute Therapeut ist auch über die Grenzen und Möglichkeiten dieser Therapieform informiert und bereit, darüber ein ehrliches Gespräch zu führen. Aber jeder Behandler kann sich noch so bemühen und wird erfolglos in seinen Bemühungen bleiben, wenn der Behandelte selbst nicht die Bereitschaft zeigt, sich voll dieser Massageform hinzugeben. Erst auf der Basis einer richtigen Einstellung und geistigen Haltung von beiden, von Behandler und Behandeltem, wird sich der langfristige Erfolg einstellen.

Anhang

Richtungs- und Lagebezeichnungen

medial	zur Mitte gehörend, zur Mitte hin, in der Mitte gelegen
lateral	von der Mitte weg, zur Seite hin
proximal	dem Rumpf zugewandt
distal	vom Rumpf abgewandt
plantar	in der Fußsohle, der Fußsohle zugerichtet
dorsal	rückenwärts, dem (Fuß-)Rücken zugewandt
ventral	bauchwärts
anterior	nach vorne zu
posterior	nach hinten zu
zentral	auf das Innere des Körpers zu
peripher	auf die Körperoberfläche zu
superior	nach oben zu
inferior	nach unten zu
cranial	schädelwärts
caudal	steißwärts
dexter	rechts
sinister	links
internus	innenliegend
externus	außenliegend
superficialis	oberflächlich gelegen
profundus	tief gelegen
palmar	in der Handinnenseite (Hohlhand)

Personen- und Sachregister

Aggression 120
Aktivierung 52
Akupressur 11, 30, 33, 35
Akupunktmassage 46, 162
Akupunktur 11, 30
Allergien 160
Alter
— der Behandelten 68
Analkanal 108
Angst 121, 142
Appendix 129
Arbeitsgriff 52
Arbeitstempo 52
Armzonen 86
Arndt-Schulzsche biolo-
  gische Lebensregel 67
Ärzteseminare 27
Asthma 107
Atem 50
Atemrhythmus 100
Atlas 81
Atmung 80, 107
Atmungsorgane 99
Atmungsteil 99
Augen 93, 156
Ausgleich 27
Axis 81

Bauchdecke 86
Bauchraum 99
Bauchspeicheldrüse 108, 109,
  136, 137, 159
Bauhinsche Klappe 158
Beckenraum 86
Befindlichkeit 19, 56
Befund 19
Begegnung
  menschliche — 152
Behandlers
  Einstellung des — 49
Behandlung 15, 23, 29, 38
  Dauer der — 69, 169
Behandlungsbeginn 55
Behandlungserfolg 11
Behandlungspause 65
Behandlungsserie 69
Belastungsgrenzen 76
Beruhigung 55
Bettnässer 161
Bewegen 63
Bewegung 24
Bewußtsein
  ganzheitliches — 15
Bhagavadgita 49
Bilirubinkreislauf 109
Bindegewebsmassage 11, 46
Bioenergetik 57

Blasenschließmuskel 160
Blinddarm 114, 159
Blinddarmentzündung 159
Bluthochdruck 144
Blutniederdruck 144
Bowers, E. 33
Brustkorb 86
Brustkyphose 81
Brustraum 99

Caecum 114
Canalis analis 108
Cardia 119
Cater, M. 34
Charakter 97
Chiropraktik 57
Chymus 114
Colon 108, 114
— ascendens 114
— descendens 114
— sigmoideum 114
— transversum 114
Cortison 160
  körpereigenes — 138

Dahlke, R. 98
Darmblähungen 157
Denken 23, 26, 63, 98
Depression 158
Dethlefsen, T. 98
Diagnose 10, 62
Diaphragma 99
Dickdarm 108, 114, 159
Dosierung 76
Dosierungsmaß 64
Druckintensität 52
Drüsen
  innersekretorische — 136,
  161
Dünndarm 108, 109, 114
Duodenum 114
Durchfall 121, 159
Dychtwald, K. 56
Dynamik 24
Dysregulation(en) 10, 12

Eigenbehandlung 70, 143, 170
Eigenverantwortung 49
Einfühlungsvermögen 52
Ellbogen 86
Energie 24, 77
Energieaustausch 170
Energiefluß 26
Energiekreislauf 66
Energiepunkte 35
Energiestau 121
Energiezufuhr 64
Entlymphen 161

Entspannung 27, 152
Epicondylitis humeri 162
Erkenntnis(se) 23, 25
Erklärungsversuche 10
Ernährung 136, 159
Ernährungsteil 99
Exspiration 100

Fitzgerald, W. H. 31, 38, 143
Fruchtbarkeit 142
Fußbäder 143
Fußpflege 58
Fußrollgeräte 170

Gallenblase 108, 159
Gallenproduktion 109
Gallensteine 159
Gastritis 158
Gehirn 121
Genitalbereich 138
Gesäßmuskulatur 86
Gesundheit 20, 24, 25, 27
Gesundheitsberater 151
Gesundheitsvorsorge 151
Gesundheitswesen 13
Gewebetonus 55
Gleichgewicht 22
Gleichgewichts-
  störungen 156
Gleitmittel 71
Großhirn 137

Hallux valgus 57, 85
Halslordose 81
Halswirbelsäulen-
  syndrom 85
Hämorrhoiden 114, 160
Hand 71, 143
Handeln 26, 63
Harmonie 27
Harmonisierung 152
Harnblase 124
Harndrang 129
Harnleiter 124, 125
Hautbeschaffenheit 57
Headsche Zonen 46
Heilbehandler 151
Heilfaktoren 19
Heilkraft (-kräfte) 20, 46
Heilkunde
  ganzheitlich orien-
  tierte — 21
Heilmethode(n) 25, 30, 163
  alternative — 28
  natürliche — 27
Heiltechnik 20
Heilung 12, 21, 25, 49
Heilungsprozeß 9

Heiserkeit 156
Hepar 108, 109
Hepatitis 158
Herzzone 123, 157
Heuschnupfen 156
Hilfsmittel 70, 170
Hirnanhangdrüse 137
Hologramm 35
Homöopathie 37, 168
Hörbeschwerden 156
Hüftgelenke 86
Hyperthyreose 137
Hypophyse 136, 137, 155
Hypothalamus 136
Hypothyreose 137

Identität 142
Ileum 114
Immunsystem 130
Ingham, E. D. 33
Inspiration 100
Insulininjektionen 109
Insulinschock 159
Intensivseminare 19
Intercostalraum 157
Interdigitalbereich 97
Intestinum tenue 108, 109
Irisdiagnostik 97

Jejunum 114

Kältegefühl 64
Kiesmassage 143
Kneipp, S. 143
Komplikationen 68
Kontraindikationen 72
Kontrolle
    ärztliche — 11
Konzentrations-
    schwächen 155
Konzepte
    alternative — 24
Kopf 93
Kopfschmerzen 155
Koppelung
    reflektorische — 46
Körper
    — als energetisches
    System 77
Körperbewußtsein 56
Körperlichkeit 18, 20, 142
Kosmos 26
Krampfadern 58
Krankheit(en) 15, 20, 24, 25,
    26, 27, 79
    Bedeutung von — 15
Krankheitssymptome 10, 12,
    15, 20
Krankheitsverständnis 28
Kreislauf 123
Kreuz-Darmbein-Gelenk 153
Krummdarm 114
Kurzsichtigkeit 98, 156

Lagerung
    — des Behandelten 50, 55
Leben 26
Lebensenergie(n) 22, 35, 36,
    46, 63, 151, 164
Lebenskraft 49, 120, 151, 163
Leber 108, 109, 158
Leerdarm 114
Lendenlordose 81
Lien 129
Lisfrancsche Gelenks-
    linie 39
Lowen, A. 57
Luftröhre 99
Lunge 99, 157
Lymphe 130
Lymphknoten 129, 130
Lymphsystem 35
Lymphwege
    obere — 93

Magen 108, 109, 158
Magenausgang 119, 158
Mageneingang 119, 158
Magengeschwür(e) 121, 158
Marquardt, H. 64
Massage
    klassische — 11, 28
Massagegriff 51
Mastdarm 108, 114, 160
Matten 71
Medikamente 11
Medikamenteneinfluß 70
Medikamenten-
    mißbrauch 136
Medizin
    kurative — 23
    präventive — 23
    westliche — 24
Menschenbild 28
Menschenkenntnis 26, 49
Menschsein 25
Menstruation 161
Meridiane 35
Metamorphose-Technik 36
Migräne 98
Milz 129, 130, 158
Müdigkeit 158
Mundhöhle 93, 108, 119, 158
Mund-Nasen-Raum 99
Muskeltonus 162

Nacken 86
Narbe(n) 37, 58
    Entstörung der — 155
Nase 156
Nasen-Rachen-Raum 93
Naturwissenschaft 25
Nebennieren 125, 160
Nebenwirkungen 22
Nervensystem
    vegetatives — 153
Nervus phrenicus 99

Nieren 124, 125, 160
Nierensteine 160
Notfall 68

Oberschenkel-
    muskulatur 86
Oesophagus 108
Ohren 93, 156
Ohrensausen 156
Operationsnarbe 136
Ovarien 136, 138, 161

Pancreas 108, 109
Pancreassaft 109
Parasympathikus 27
Partnerbeziehungen 129
Patient-Therapeut-
    Beziehung 9
Periostmassage 11
Persönlichkeitsstruktur 97
Pharynx 108
Phlebitis 58
Plexus solaris 157
Pränataltherapie 36
Praxis 15
Prostata 138, 161
Prozesse 24
Psychoanalyse 121
Pylorus 119

Rachenraum 156
Reaktionen 63, 64, 65, 66, 70
Reaktionsmerkmale 169
Rectum 108, 114
reflexology 46
Reflextherapie 34
Regelbeschwerden 142
Regeneration 169
Reizbogen
    nervaler — 35
Renes 124
Riley, J. S. 33
Rippen 86
Rollen 71
Rückkoppelung 137

Sacralkyphose 81
St. John, R. 36
St. Pierre, G. 36
Schädelbasis 93
Schilddrüse 136, 137, 138
Schluckbeschwerden 120
Schlund 108
Schmerz 46
Schmerzgrenze 64
Schrumpfnieren 160
Schuheinlagen 72
Schulmedizin 13, 27
Schultergelenke 86
Schultergürtel 86
Sedierung 55
Sehkraft 156
Selbstbehandlung 14, 18, 70
Selbsterfahrung 70

Selbstheilung 77
Selbstheilungskräfte 168
Selbsthilfemethoden 27
Selbstversorgung 167
Sexualität 98, 142
Sichtbefund 56, 70
Sigmaschleife 114
Sinnfrage 22
Sinnhaftigkeit 22
Skelettstatik 162
Skoliose 81
Solar-Plexus 67, 100
Sonnengeflecht 99, 100
Spannung 27
Spannungsausgleich 18
Spannungszustand 91
Speiseröhre 108, 158
Spondylarthrose 84
Spondylose 84
Sprache 23
Stabilisierung 169
Stimmbänder 156
Störfelder
  energetische — 37
Störung(en) 169
  Bedeutung der — 79
  ganzheitliche Inter-
  pretation einer — 79
Sympathikus 27
Symphysengebiet 86
Syndrom
  prämenstruelles — 138
System
  vegetatives — 152

Tao-te-king 58
Tastbefund 56, 70
Tennisellbogen 162
Testes 138
Theorie
  — der Gesundheit 28
  — von der Krankheit 28
  — vom Menschen 28
Therapie 22
  Ziel der — 10
Therapieformen 26
Thymusdrüse 129
Tonisierung 52
Tonsillen 130
Tonus 91
Tretmatten 72

Überdosierung 169
Unfruchtbarkeit 155
Ureteren 124
Uterus 138, 161

Vagina 138
Ventriculus 108
Verantwortlichkeit
  therapeutische — 12, 15,
  29, 171
Verstopfung 121
Vertrauensverhältnis 171
  — Arzt—Patient 14
  — Therapeut—Patient 50
Vesica fellea 108
Vesica urinaria 124
Vitalität 120

Wandernieren 160
Wärmeregulation 65
Weinen 129
Weitsichtigkeit 98, 156
Wirbelkörper 81
Wirbelsäule 80, 81, 84, 85, 91,
  153
Wirkungserklärungen 33
Wochenendkurse 19
Wohlbefinden 14
Wunder 19
Wunderheiler 9

Yang 27
Yin 27

Zähne 97, 108, 155
Zangengriff 123
Zone(n) 46
  gestörte — 76
  unbelastete — 76
Zonenbelastungen 62
Zoneneinteilung 38
Zonentherapie 31
Zone Therapy 31
Zusammenarbeit
  — Therapeut—Arzt 12
Zuwendung
  persönliche — 51, 75
Zwerchfell 99
Zwischenhirn 137
Zwischenwirbelscheiben 81
Zwölffingerdarm 114

Literatur

BERKELEY HOLISTIC HEALTH CENTER (Hrsg.): Buch der ganzheitlichen Gesundheit, Bern — München — Wien 1978

BERTHERAT, Therese: Der entspannte Körper, München 1982

DETHLEFSEN, Thorwald / DAHLKE, Rüdiger: Krankheit als Weg, München 1983

FALLER, Adolf: Der Körper des Menschen, Stuttgart 1976

FITZGERALD, William H. / BOWERS, Edwin F.: Zone Therapy, California 1917

HESS, Werner: Homöopathische Hausapotheke, Stuttgart 1981

INGHAM, Eunice D.: Geschichten, die die Füße erzählen können, Rochester 1938

INGHAM, Eunice D.: Geschichten, die die Füße erzählt haben, Rochester 1963

JAFFE, Dennis T.: Kräfte der Selbstheilung, Stuttgart 1983

JORES, Arthur: Die Medizin in der Krise unserer Zeit, Bern — Stuttgart 1961

MARQUARDT, Hanne: Reflexzonenarbeit am Fuß, Heidelberg 1981

PORKERT, Manfred: Die chinesische Medizin, Düsseldorf — Wien 1982

ST. JOHN, Robert: Pränataltherapie und das behinderte Kind, o. O. 1983

ST. PIERRE, Gaston / BOATER, Debbie: The Metamorphic Technique, London 1982

SCHIEBLER, T. H. / SCHMIDT, W.: Lehrbuch der gesamten Anatomie des Menschen, Berlin — New York 1981

WAGNER, Franz: Medizin zwischen Utopie und Wissenschaft, Linz 1984

ZELLER, Alfred P.: Die natürliche Hausapotheke, Oldenburg 1982

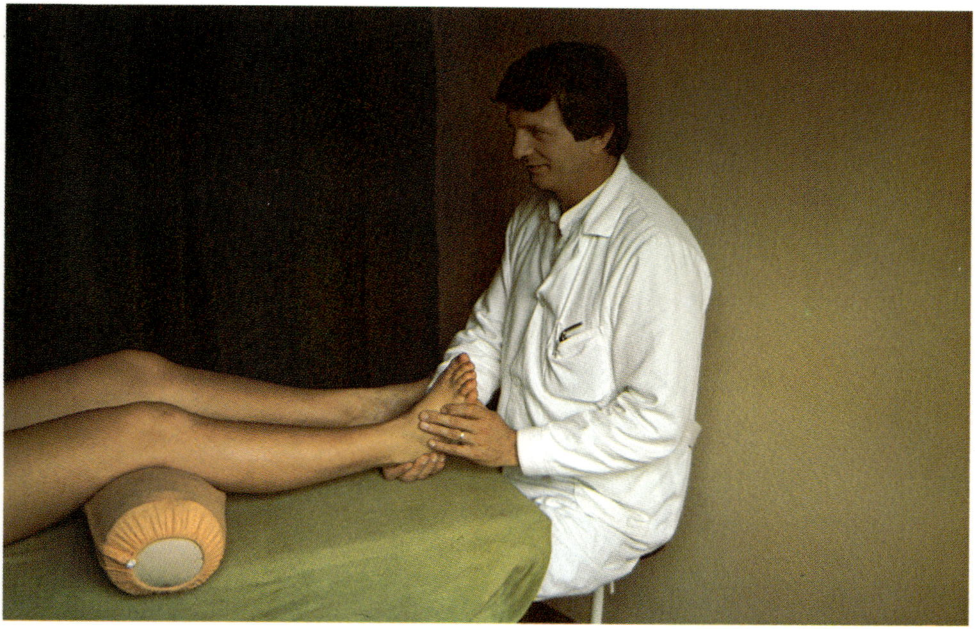

![Entspannte Lage des Behandelten]

Entspannte Lage des Behandelten

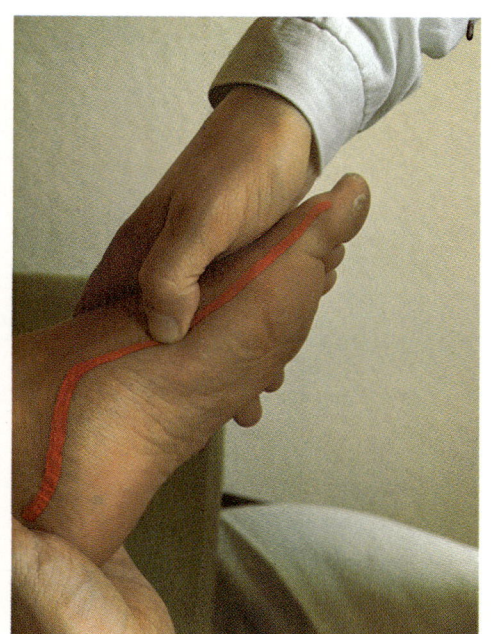 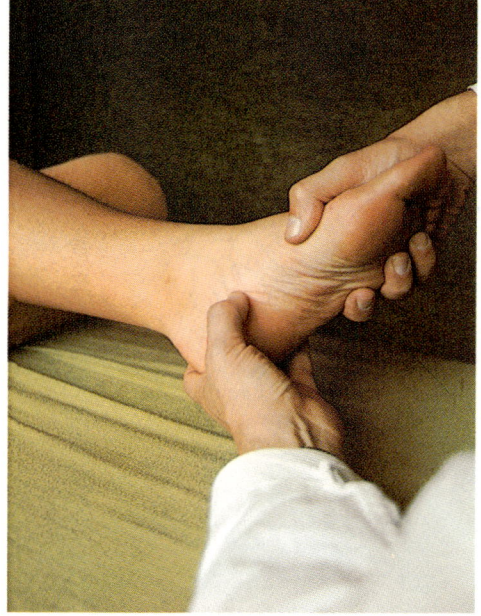

Arbeit entlang der Reflexzone der Wirbelsäule

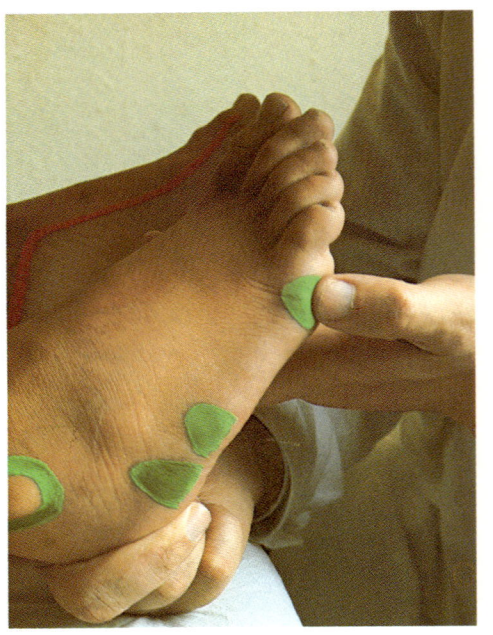
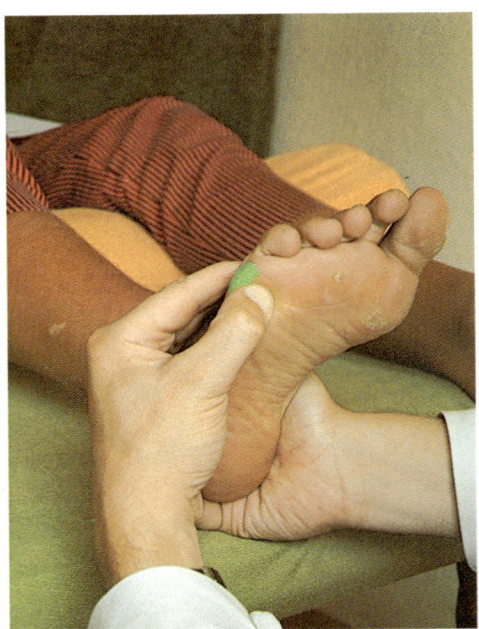

Arbeit im Schultergelenksbereich

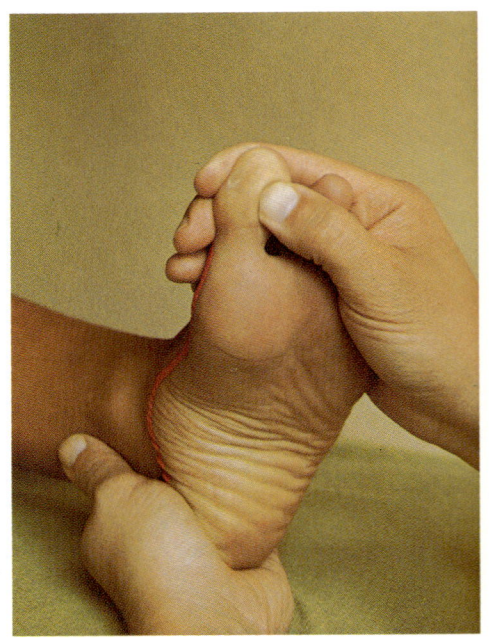

Massage des Kopfbereiches (Hypophyse)

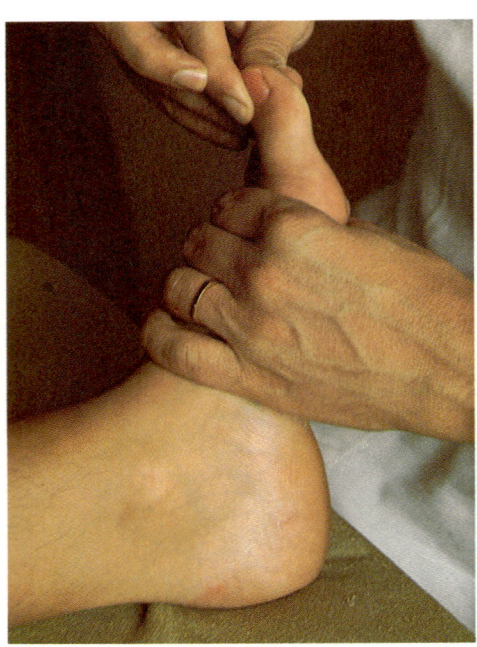

Entspannung des Nackenbereiches durch Drehen der Großzehe im Grundgelenk

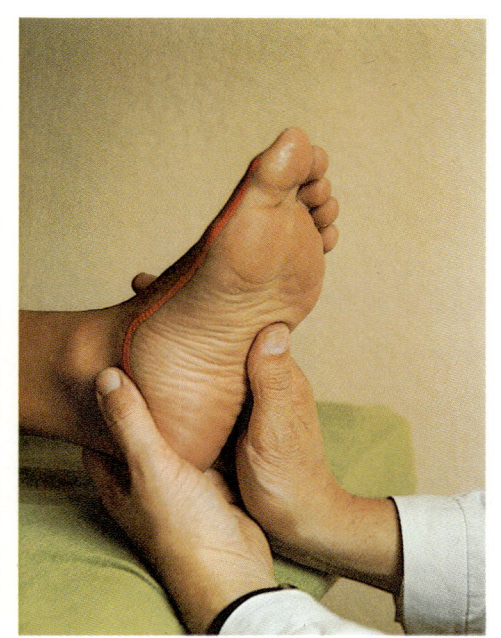
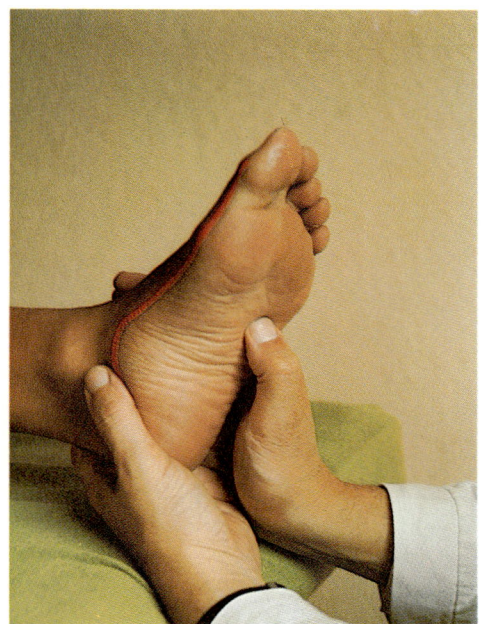
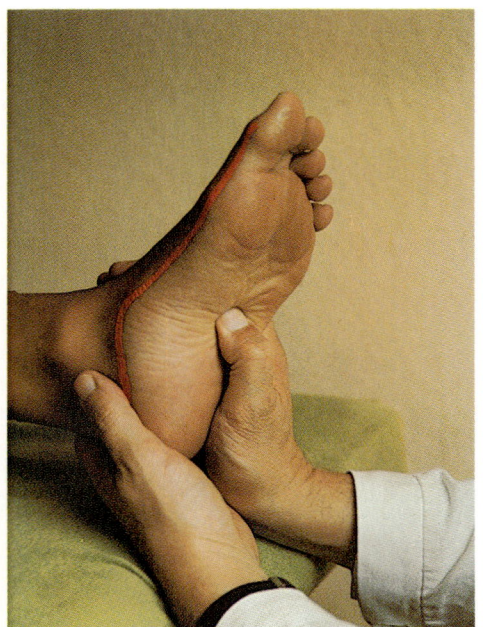
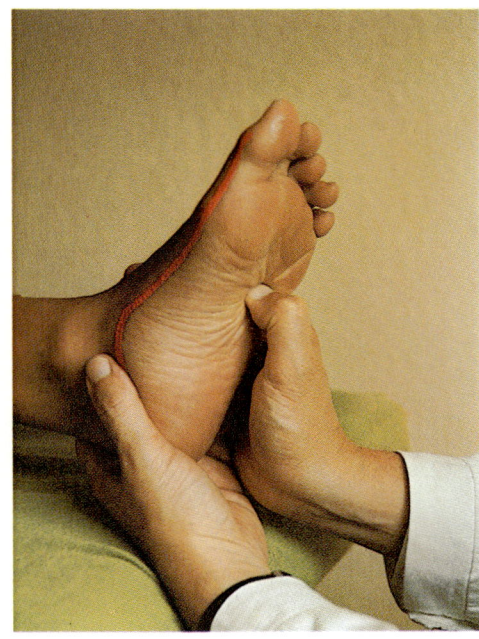

Der Bewegungsablauf des rhythmisch massierenden Daumens bei unterschiedlicher Druck-intensität

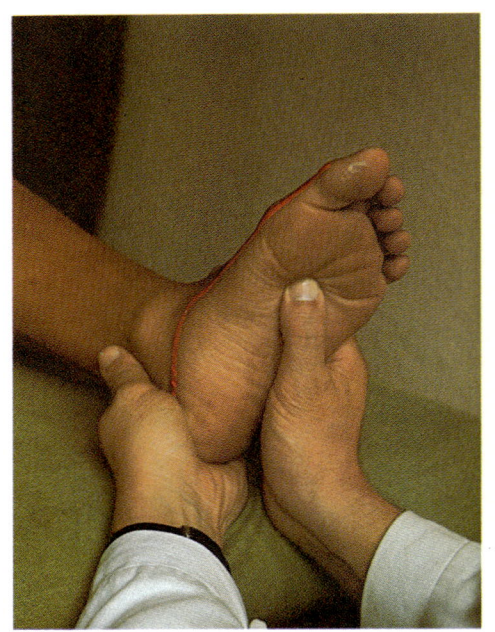
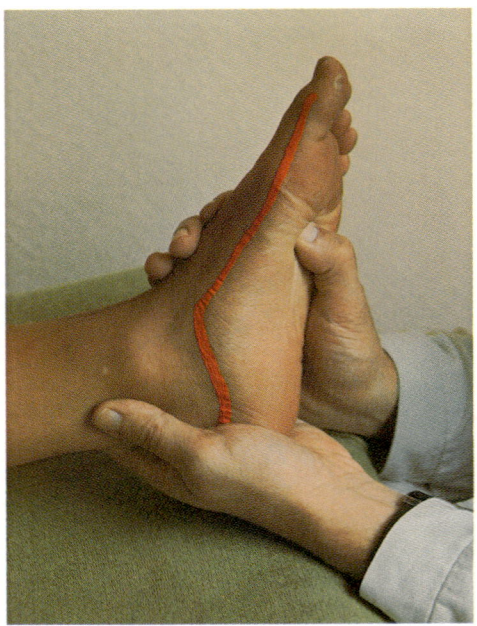

Sedierender Griff in der Zone des Solar-Plexus

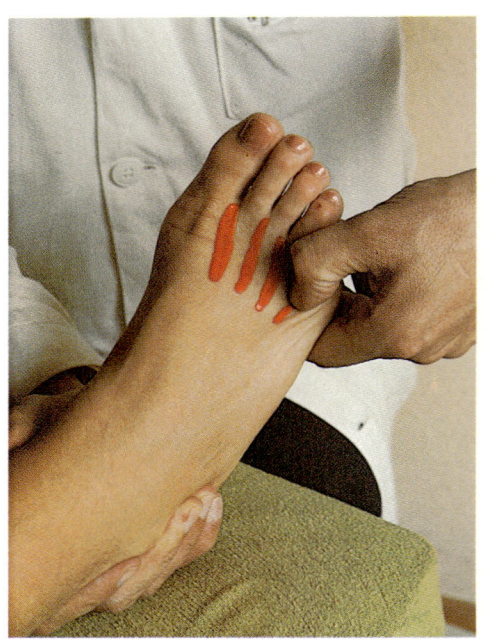
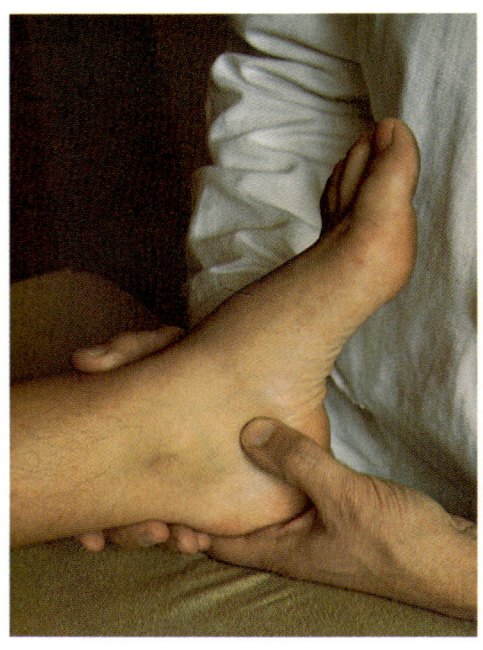

Therapeutische Reize im Bronchienbereich *Entspannung des Kreuz-Darmbein-Gelenkes*

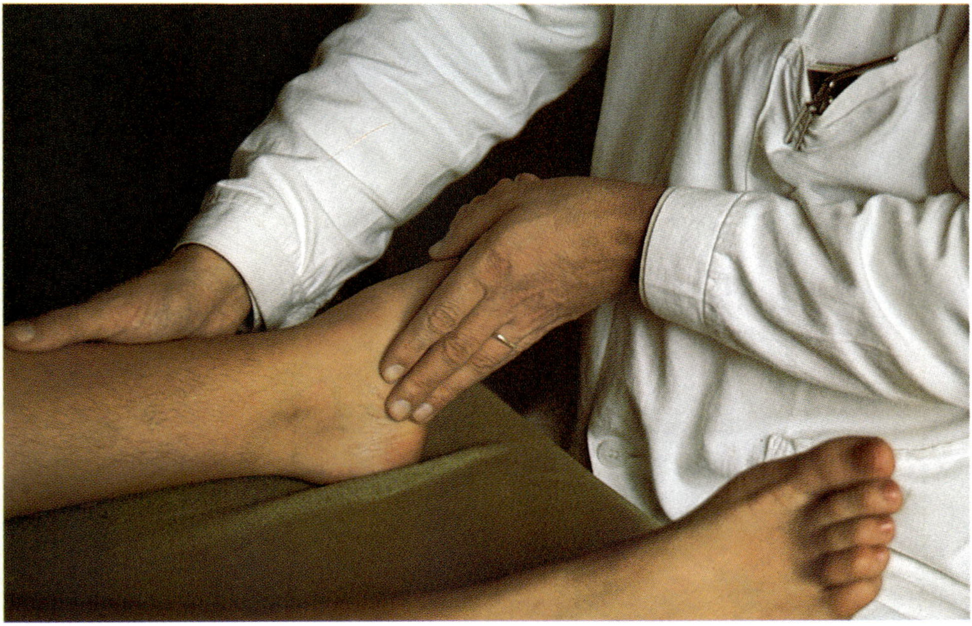

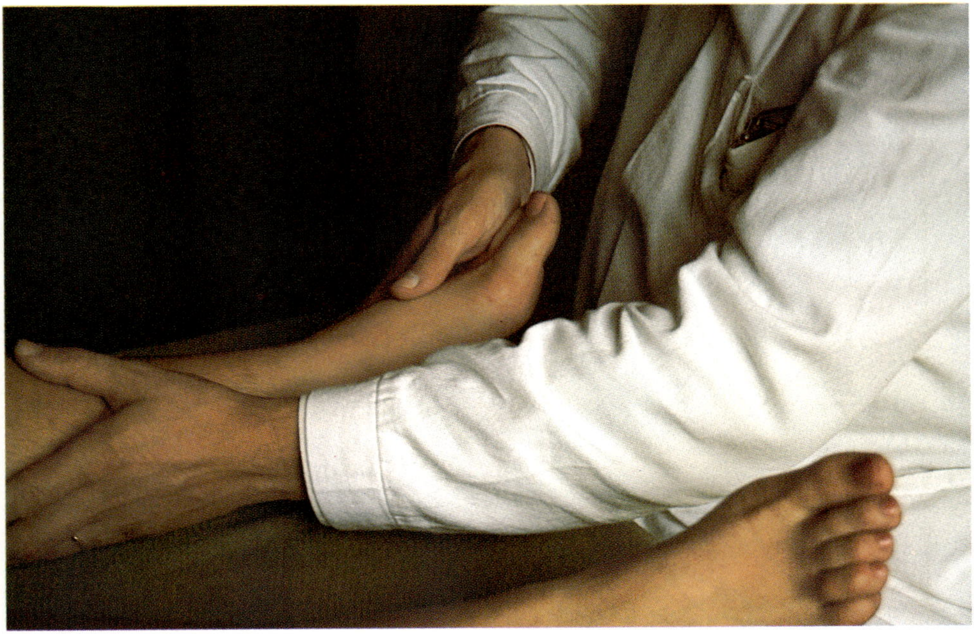

Beruhigende Streichungen während der Massage: An der Fußinnenseite streichen wir zum Rumpf hin (Bild oben: Ausgangsstellung); an der Fußaußenseite streichen wir in Richtung Zehen (Bild unten: Endstellung).

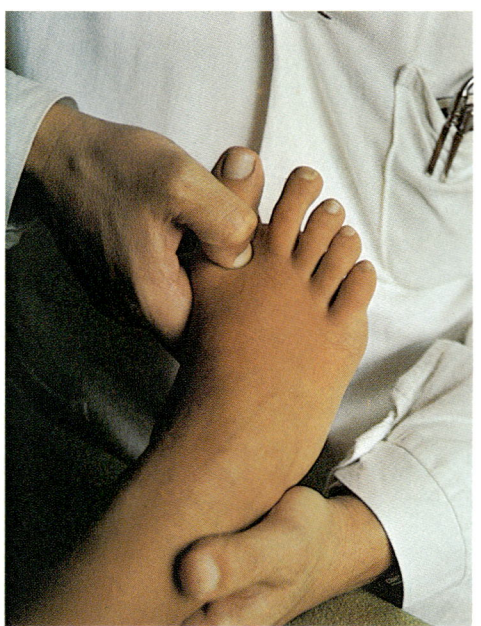

Massage der Tonsillarzone

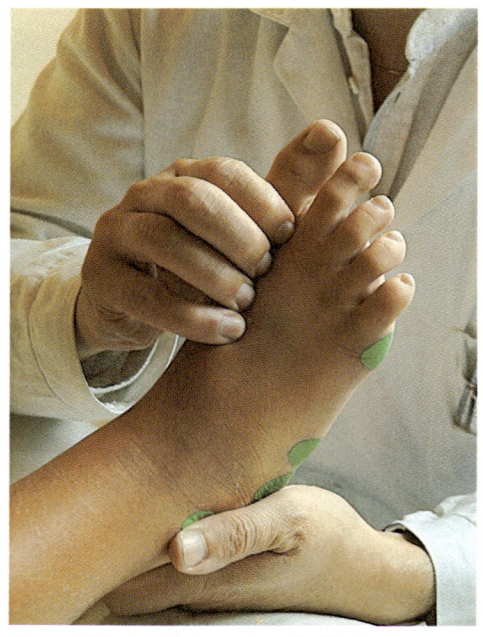

Zuggriff beim Entlymphen in Richtung
Zehenzwischenhäute

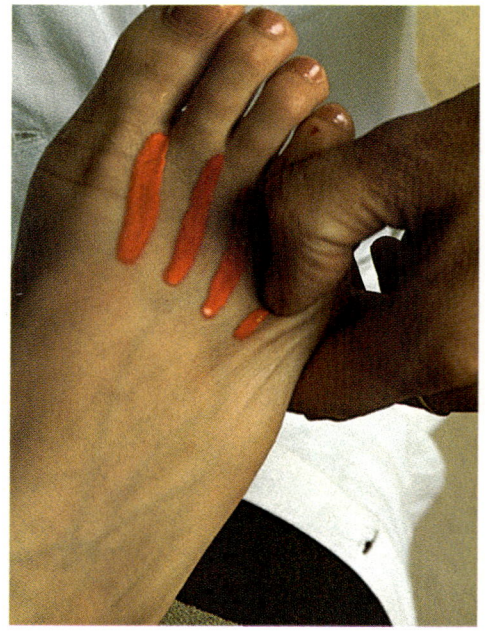

Massagegriffe zur Arbeit im Bronchienbereich

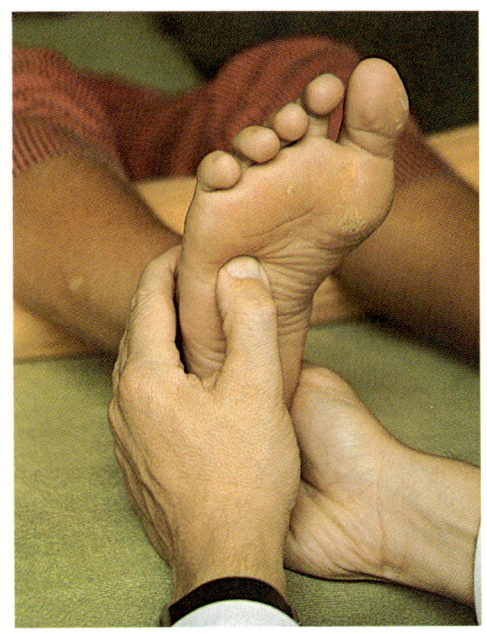

Massagegriff in der Gallenblasenzone

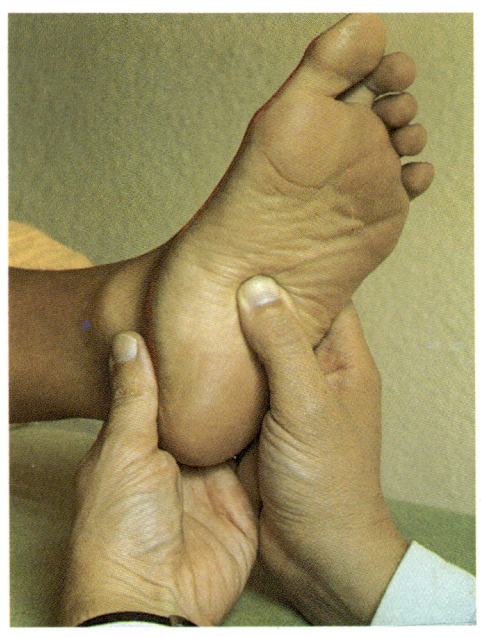

Massagegriff im Nierenbereich

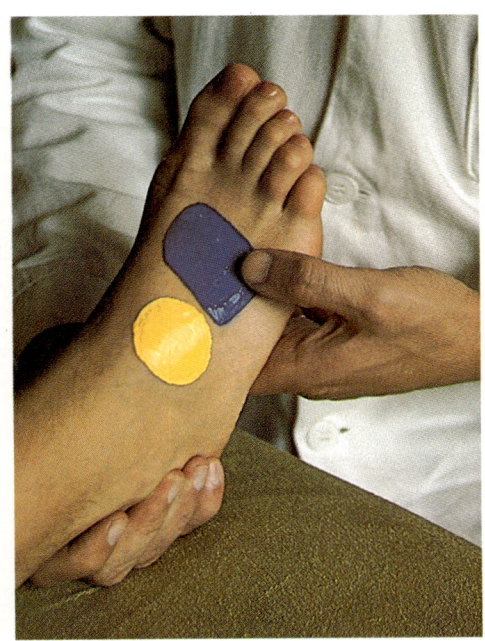

Massagegriff im Lungenbereich des Fußrückens

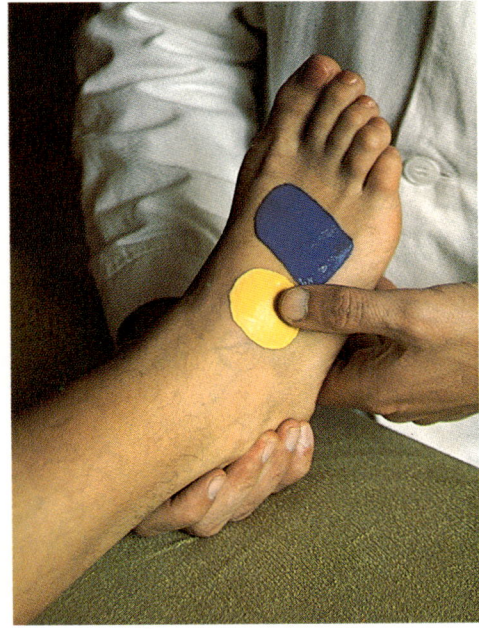

Massagegriff im Bereich der Reflexzonen der Bauchmuskulatur

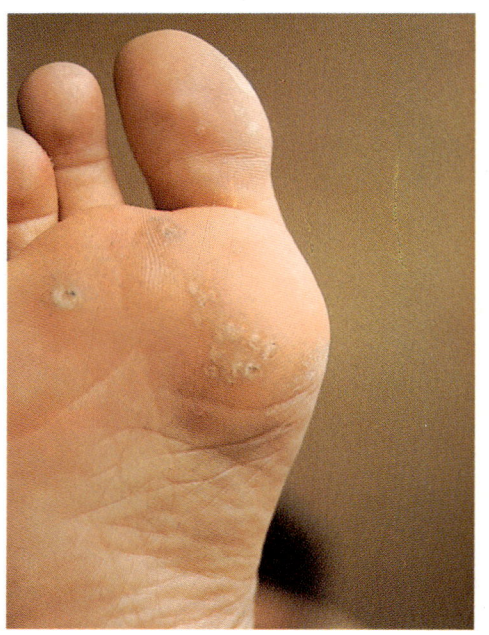

Warzen im Bereich der Reflexzonen der Schilddrüse

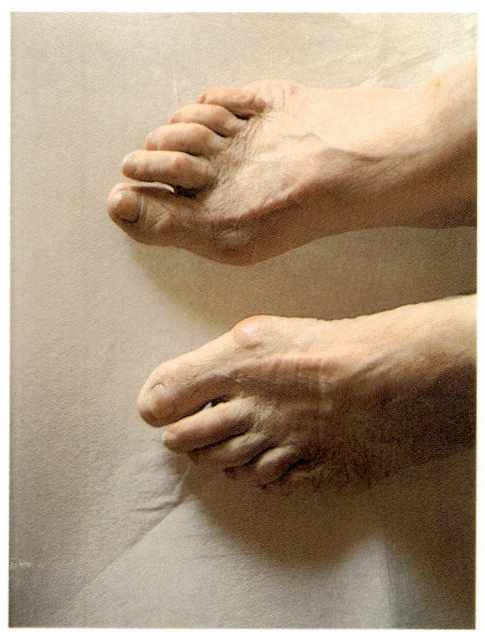

Hallux valgus

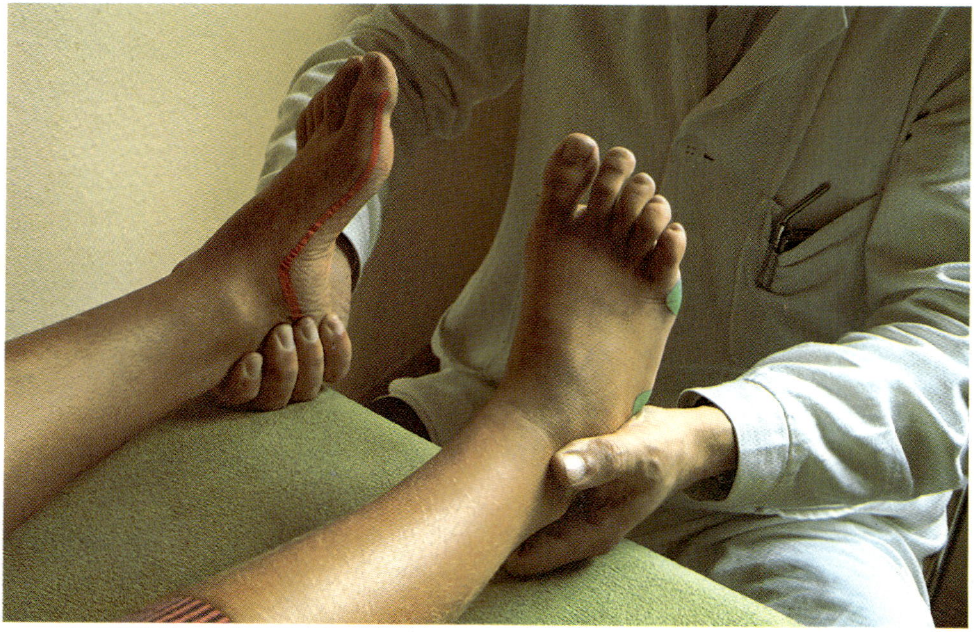

Der dreidimensionale Zug an der Ferse zur Entspannung der Atmung und des Beckenraumes